The Borderline Personality Disorder Survival Guide

EVERYTHING YOU NEED TO KNOW
ABOUT LIVING WITH BPD

by
Alexander L. Chapman, Ph.D.
Kim L. Gratz, Ph.D.

Translated from English
by
Hideki Arai, M.D.
Atsushi Honda
Mana Iwabuchi
Deborah Iwabuchi

BPDと戦うすべての方のため。
そして、すてきな妻のキャサリンと息子のマックスへ。
A. L. チャップマン

力強く、勇気をもって戦う私の患者へ。
皆さんに感動し、多くのことを学びました。
皆さんに平安と愛がたくさんがありますように。
そして、自分のことを大事にするのをお忘れなく。
K. L. グラッツ

序文

アレックス・チャップマン博士とキム・グラッツ博士による本書 *"The Borderline Personality Disorder Survival Guide: Everything You Need to Know about Living with BPD"* は、境界性パーソナリティ障害（ＢＰＤ）について非常にわかりやすく書かれた手引書です。ＢＰＤをもつ人、またその周囲にいる人にとって、まちがいなく貴重なものとなるでしょう。

これからの時代、身体的、精神的すべての病の鍵となるのは最新の情報の普及です。ＢＰＤも例外ではありません。しかし、教育者にとって、ＢＰＤそのものよりもＢＰＤのまわりをとりまく混乱により多くの難問が生じています。チャップマン博士とグラッツ博士はこの問題に真正面から向き合いました。

この共同作業が進む中で、熱い議論が交わされたことでしょう。複雑な問題をわかりやすく説明し、かつ医療的な信頼度を追求した本書の制作は容易ではなかったはずです。この共同著書は、最新の研究に基づいた情報を提供し、議論を明瞭かつ直接的に読者に提示しています。著者らは各章を通し、ていねいな語調で語りかけます。読者に対するこのていねいさとＢＰＤに対する情熱により、「苦しんでいる人について」ではなく、「苦しんでいる人のため」の本を生みだすことができました。この本の打ち解けた親しみやすい調子は、問題の根深さを読者に感じさせません。この立場を貫くことにより、幅広い読者に確実に役立つ本が完成したのです。本書は幅広い情報を提供しているので、ＢＰＤをもつ人のすばらしい情報源となることでしょう。このようなバランスをとることで、本書はＢＰＤをもつ人、その家族、友達、臨床医などのＢＰＤに関係する人々にとって、価値のある入門書となりました。

本書のタイトルにも含まれる「ガイド（guide）」という言葉は、この本が書かれた目的を要約しています。簡単にいえば、ＢＰＤの地図になっているのです。本書の始めから読者は旅をしていくのです。前半ではＢＰＤのデータ情報を、後半ではお勧めの治療法を提供しています。前後半とも実用的なサポートとなる教育的かつ現実的な情報が提供されています。例えば、第1章では、ＢＰＤの全体像が明瞭にわかりやすく書かれています。全体像を提示し、読者に正確な診断のために専門的な診察を探すことを注意深く促し、すぐに結論を出さないようにアドバイスしています。読者にはそのあと第7章を参照するように指示しています。この章では、助けを得るために踏むべきステップを提示しています。

本書ではこのようなバランスが貫かれています。教育的な部分と現実的な部分のバランスがとれているので、多くの人に受け入れられるでしょう。

このバランスのとれたアプローチにより、ＢＰＤの原因というところまで議論が広げられました。チャップマン博士とグラッツ博士は、ＢＰＤの原因を生物的要因、ストレス要因から見た視点で書いています。彼らは、子育ての影響を無視したりけなしたりしないという、批判的ではないスタンスをとっています。例えば、マーシャ・Ｍ・リネハン博士が提言した「非承認的環境（invalidating environment）」です。家族や同級生による家や学校での非承認的環境は、身体的・性的虐待と同じようにＢＰＤの発達に影響を及ぼします。このようなことは決して軽視してはいけません。しかし、著者はさまざまな研究から引用し、非承認的環境だけではＢＰＤの原因にならないと適切に指摘しています。つまり、ほかの要因も考慮すべきだと示唆しているのです。ＢＰＤを悪化させる原因を正確に指摘することはできませんが、著者らは原因が何であるかを理解し、いくつかの仮説を立てました。

本書では、参照した研究の出所が記載され、読者が証拠に基づいた情報にアクセスできるようになっています。複雑な話題になりがちな治療法について取り上げている章では、ある治療法の良い点と悪い点を両方示しています。研究の概要を載せるだけではなく、研究の種類、プラセボの使用など心理教育の部分にまで触れています。この使い勝手のよい章では、複雑なテーマがわかりやすく解説され、知識を提供された読者は詳細な情報を得たうえで決断できるようになっています。

本書には、例や比喩だけでなくＢＰＤをもつ人のエピソードが紹介されています。それらは、読者が理解したり感じたりできるイメージを与えてくれます。ここには思いやりや共感、そして多くの専門知識があふれているのです。

チャップマン博士とグラッツ博士はＢＰＤの治療の熟練した研究者であり、専門家でもあります。ゆえに本書では、科学的な情報と彼らが実際に経験したことが組み合わされ、多くの読者が共感できる情報とエピソードが提示されているのです。すばらしい研究とＢＰＤの治療への貢献が認められ、グラッツ博士は二〇〇五年に、チャップマン博士は二〇〇七年に、境界性パーソナリティ障害の理解を進める連合会（ＮＥＡ-ＢＰＤ）の若手研究者賞を受賞したことは、本当に注目に値します。

チャップマン博士とグラッツ博士に、心からお祝いを申し上げます。ＢＰＤへの希望と長期的な問題点が実にバランスよく提供されました。また、その姿勢が12章のすべてに力を与え、そして彼らは困難ではあるが治療可能なＢＰＤという障害の重要な話題に取り組んでいるのです。

ペリー・Ｄ・ホフマン　Ph.D.

謝辞

私を励まし、支え、指導してくださった方々にお礼を申し上げます。

マーシャ・リネハン教授はすばらしい知識で私を常に正しい方向へ導いてくださいました。彼女はＢＰＤの治療法がさらに効き目があるものになるように常に根気強く改善を重ね、世界中の数えきれないほどの人を援助しています。大学院でのよき師であるリチャード・ファーマー先生とトニー・セルッチ先生には、ＢＰＤの研究、臨床業務において感謝しきれないほどの支援と指導をいただきました。トム・リンチ氏には治療者として、私の快適度のさらに上を行く治療の提供法を見せていただきました。複雑な問題を判断、簡易化する卓越した才能をもって協力してくださったクライブ・ロビン氏にも感謝申し上げます。マーシャ、リチャード、トニー、トム、クライブ、今までの友情と共同作業への協力を感謝しています。これからもよろしくお願いします。

また、出版するにあたって協力してくださった方の力なしでは、この本が存在することはありませんでした。共同著者としてキム・グラッツと仕事ができたことは幸運でした。

この本を書く機会に恵まれたとき、まずキムの名前がすぐに頭に浮かびました。そして、彼女の仕事のおかげで、この本はよりよいものになりました。今後も一緒に仕事をしていけたらと思います。

また、ニュー・ハービンジャー出版のカレン・スタイン、キャサリン・サトカー、ジェス・ビーブにも、感謝の意を述べたいと思います。彼らがいなかったら、私たちの仕事が向上していくことはなかったでしょうし、とくに締め切りが差し迫るにつれて強くなっていったこの本に対する情熱には感謝しています。

また、私を生活の一部に受け入れてくださっているBPDをもつ私の患者たちへの感謝も忘れていません。この本を手にとった人たちが、真っ暗闇の状態から満足できる生活へと抜けだすために役立つことを切に願います。

また、両親と妻のキャサリンの支援、情熱にも感謝しています。この本を書いている間、土曜日もなかなか休めない私を妻と息子のマックスは快く見送ってくれました。家族の愛情とサポートがあるおかげで、すばらしい生活を送れていることを感謝します。

アレックス・L・チャップマン

この本は、多くの人の支援、指導がなければ完成することはなかったでしょう。まず、はじめにＢＰＤの領域でのよき師であるエリザベス・マーフィー、ジョン・グンダーソンにお礼申し上げます。エリザベスの支援のおかげで落ち着いてこの本に集中することができ、彼女の情熱とすばらしい技能があったからこそ、この本への情熱を持続できました。彼女は私が知る臨床医の中で最もすばらしい人の一人です。また、ジョンの指導により、私は研究者としても臨床医としてもさまざま見解を得、視野を広げ成長することができました。彼と働く機会を与えられたことにいつも感謝しています。また、学業やほかのすべての分野において、心の支えと知的なサポートをしてくださった私のよき先輩であるリズ・レーマーにも感謝しています。

そして、同僚であり共同著者であるアレックス・チャップマンにも、この本を書く機会を与えていただいたことを感謝しています。共同作業ができたことをうれしく思っています。また、カレン・スタインとニュー・ハービンジャー出版のキャサリン・サトカーとジェス・ビーブには、根気強い努力と支援に対しお礼を申し上げます。

私の患者たちは強くて勇敢です。彼らの姿を見て、この分野で研究を続け、臨床を進めることができました。それだけではなく、どんな本よりも彼らから得られるものは大きく、知恵を行動で表現してくれました。彼らの生活の一部として受け入れていただいていることと、回復の過程を分かち合えていることに感謝します。

個人的なことですが、両親の無条件の愛、承認（validation）と映しだし（accurate mirroring）に感謝します。このような支援なしでは、ここまで来ることはできませんでした。

最後に、私のいちばんの応援者、夫のマット・タルに感謝します。彼の支えにより落ち着いて仕事に取り組むことができ、励ましが意欲を与え、臨床心理学への情熱がよい刺激になりました。夫がこの本のために大量の原稿を読み編集してくれたおかげで、この本はよりすばらしいものになりました。彼と人生を分かち合うことができ、本当に感謝しています。

キム・L・グラッツ

●目次

Part 2

●——はじめに

オリエンテーションとユーザーズガイド

ジェーンが初めてリストカットをしたのは十四歳のときだった。その日の朝もいつもと変わらずに始まった。ジェーンは学校へ行き、授業の合間に友達と楽しくおしゃべりしていた。昼休み、友達のランディーが、最近彼氏と別れたことについてジェーンをからかった。「ジェーン、君には彼氏なんか向いてないんじゃないか。猫でも飼えば！」学校からの帰り道、ランディーの言葉がジェーンの頭から離れなかった。しだいに恐怖、恥ずかしさ、怒りがこみあげてきた。歩きながらまるで自分を見失いそうな気持ちになり、この状態がこのままずっと続くのではないかと怖くなった。家に着く頃には感情が抑えきれなくなり、両親を押しのけて自分の部屋まで駆けあがるとドアに鍵をかけ、何とか爆発する前にこの感情を抑えようとした。しかし、どうすればよいか何も思いつかなかった。彼女は衝動的に、前の日に誤って壊してしまったカップのかけらを握った。

境界性パーソナリティ障害（ＢＰＤ）をもつ人は、自分の感情、行動、アイデンティティ、そして人間関係にも苦しんでいます。激しい情緒不安を抱えているため、一時的には有効と思えても実際には問題を悪化させるような対処法を用いてしまうことがよくあります。例えば、自殺企図、自傷行動、薬物などです。ときに、まるで三五〇馬力の車をブレーキなしで運転するかのように人生を暴走します。物事をよく考えずに、とっさの衝動で行動することがよくあるのです。その結果、人間関係や責任能力に悪影響が出ることもあります。ＢＰＤをもつ人の感情は火傷を負った人の皮膚のようなもの(64)で、ほんのわずかな感情にも極度に反応します。しかし自分の感情を恐れるあまり、その感情を避けるためならできることは何でも試そうとします。

最近ＢＰＤは、研究者からもメディアからも急激に注目を浴びるようになりました。研究者は、ＢＰＤの原因や、いつ、どのようにしてＢＰＤから回復できるのか、ＢＰＤに関係する脳の領域、ＢＰＤをもつ人が充実し満足感の得られる生活を送るのに役立つ治療法について研究しています。また、ここ数年だけでも、ＢＰＤの弁証法的行動療法(64)におけるマーシャ・リネハンの革新的な功績が、『ニューヨーク・タイムズ』紙やアメリカのある人気雑誌に取り上げられています。それだけでなく、「17歳のカルテ」などの人気映画に

BPDをもつ登場人物が出ているほか、「ビバリーヒルズ青春白書」や「セブンスヘブン」といったテレビドラマにも、BPDの症状の一つである自傷行動を行う人物が登場しています。

なぜ今ＢＰＤが話題になっているのだろう、と皆さんは思うかもしれません。というよりも、これまでにどうしてこんなに時間がかかったのだろう、という質問のほうがよいかもしれません。ＢＰＤをもつ人は激しい心の痛みに悩んでいます。対人関係に次々と起こる混沌《こんとん》を経験し、むなしさ、孤独感、絶望感や、自分は誰なのか、自分の人生はどうなってしまうのかという混乱した気持ちに苦しんでいます。実際、ＢＰＤをもつ人の最大一〇％が自殺を図っていて、その割合は一般人口の場合の五十倍以上に及んでいます。[96]にもかかわらず、ＢＰＤをもつ人の多くは必要なサポートを受けていません。

ＢＰＤは、家族や友達、まわりの人たちにも影響を与えます。もし化学者がストレスや不安、悲しみを引き起こす薬をつくるとしたら、その薬はおそらくＢＰＤによく似たものになるでしょう。大切な人が自殺をほのめかしたり図ったりするのは、悲しく恐ろしいことです。ＢＰＤをもつ人が情緒不安を乗り越えるのを手助けするのは、フルスピードで飛行する戦闘機に乗せられて、どうやって、どこに着陸するのかもわからずにいるのに似ています。

　ＢＰＤをもつ人の感情や感受性の強さは、刺激的でスリリングなものになりえます。ドラマチックでカリスマ性があったり、また非常に優しく思いやりがある場合が少なくありません。それでもＢＰＤをもつ人の面倒をみるのは太陽にしがみつくようなもので、あまりに熱烈な感情が人間関係をこがして台なしにしてしまうのです。また、ＢＰＤをもつ人は嘆きや悲しみに飲みこまれてしまうことが多く、まわりの人や家族はどうしたらよいのか途方に暮れてしまいます。

　ＢＰＤをもつ人とそのまわりの人の多くは、自分たちが日々奮闘している困難をどう受け止めたらよいのか、どこへ助けを求めたらよいのかを知らずにいます。インターネットでは、わずかな情報は得られても、まちがった情報や危険なアドバイス（自傷行動や異常な摂食行動を促すような）を提供するサイトも多くあり、苦しみを抱えた人にとっては混乱を招く、信用できない場所でもあります。

　では、どこで役立つ情報を得ればよいのでしょうか。治療マニュアルと研究論文には多くの情報が載っていますが、治療者や研究者でない限り、またとくに治療者や専門知識のある人の助けがないと、これらの情報源を利用したり理解したりするのはとても難しいかもしれません。

自分が直面する問題や、どこに助けを求めればよいかについて、最新で正確で、そのうえ利用しやすい情報を得ることは、ＢＰＤに苦しむ人にとって非常に重要なことです。私たちがこの本を書いた目的は、ＢＰＤをもつ人が迷路のような問題から脱出できるよう、わかりやすい地図を提供することです。次のうち、一つでもあてはまるものがあるなら、あなたにとってこの本はとくに役に立つはずです。

○ＢＰＤと診断されていて、この障害についてもっと知りたい。
○自分はＢＰＤではないかと疑っていて、何をするべきか知りたい。
○自傷行動や情緒不安を経験しているので、役に立つ対処法を習得したい。
○現在治療中もしくは薬を服用中で、ＢＰＤについてその原因や自己対処法をもっと知りたい。
○ＢＰＤをもつ人の面倒をみたり、治療に携わったりしているので、ＢＰＤとは何かを正しく伝えてくれるようなわかりやすい情報源を求めている。

この本の使い方

この本では、ＢＰＤやこれに似た問題に苦しむ人が抱いているかもしれない多くの質問に答えていきます。例えば、「境界性パーソナリティ障害」という病名について誤解されていることがたくさんあります。第1章では、この言葉をどういう意味で使っているのか、そもそもこの障害に対する考え方はどこから来たのかを説明します。またメンタルヘルスの専門家がＢＰＤをどう診断しているかも説明します。この章を通じて、ＢＰＤの本質を理解するのに必要な情報を皆さんに提供していけたら、と思っています。

残念ながら（そして、これはおそらく皆さんには初耳ではないでしょうが）、メンタルヘルスの問題には社会的に大きな偏見が伴います。古代ギリシャの時代には、心の問題を抱えた人は体液のバランスが悪いとみなされていました（例えば、憂うつの原因として、「〝黒胆汁〟が多すぎる」など）。中世から十九世紀にかけては、モラルの低さや悪魔がとりつくことなどが精神障害の原因と考えられていました。一八〇〇年代に入っても、精神障害は頭蓋骨の異常から起こるものだと信じられていました（本当です。頭蓋骨の形状を研究する骨相学と呼ばれる学問もあったくらいです）。今日、精神障害に対する考え方はこれよりは洗練されていますが、社会全般が考える普通とは違った行動をとる人々はしばしば拒絶され、仲間はずれにされ、烙印《らくいん》を押されてしまいます。これは精神障害をもつ人に限らず、人種や民族、性的志向、文化的あるいは宗教的な習慣の異なる人にもあてはまります。いわゆる差別です。

社会的な不名誉は、まちがいなくＢＰＤをもつ人に影響します。ＢＰＤに付随する問題の多くは、西洋文化圏の人々の神経にさわるものです。例えば、あなたがＢＰＤをもっていたら、相手との関係が終わるとき、普通の人よりも苦労するかもしれません。相手が去っていくのを必死になって止めようとさえするかもしれません。このような行動は、理解はできますが、相手に不快感を与えかねません。なぜなら西洋社会では、独立心を尊重すること、他人に依存しすぎる人を否定的にみなすこと、を教えられるからです。自殺行動や自傷行動は多くの場合、そのような経験をもたない人にとっては非常にショックで、恐ろしく、理解しがたいことと映ります。また薬物やアルコールの摂取が過剰な人、怒ってばかりいる人、感情表現が強すぎる人、手のつけられない人も社会は受け入れてくれません。残念なことに、これらはＢＰＤをもつ人によく見られる問題と同じなのです。その結果、ときには助けを求められた相手（家族、友達、そして治療者でさえ）がＢＰＤをもつ人を拒絶することもあります。私たちは、ＢＰＤに伴う偏見と闘う必要性を強く感じています。第2章はＢＰＤに関する誤った俗説をくつがえして、この偏見を軽減する（そう願っています）ための章です。

あなた自身が、あるいは知っている誰かがＢＰＤに苦しんでいるなら、そもそもこれらの問題の原因は何なのだろうと多くの疑問をもっているでしょう。たしかに問題の原因についてよく理解することは重要です。もしあなたがガン患者だとしたら、その原因や最もよい治療法を知りたいと思うでしょう。幸い、研究者たちが時間と労力をかけてＢＰＤの原因を研究していて、いくつかの答えが明らかになってきています。現在では一般的に、遺伝、感情や衝動性と関連する性格特性、成長の過程で受けたトラウマの組み合わせなどからＢＰＤを発症することがわかっています。第3章では、考えられるＢＰＤの原因について説明します。

何かにもがいているとき、物事はよくなっていくんだという希望をもつことが不可欠です。残念なことに、「パーソナリティ障害」という言葉には希望をもたせてくれるようなものは何もありません。むしろこの言葉の響きは、魂に取り去ることのできない黒点がついてしまっているように聞こえます。でも幸い、それが真実ではないということを私たちは知っていますし、ＢＰＤは時間とともによくなる可能性があり、また実際によくなっているという研究結果が出ています。[117] そのうえ、治療を通して、ＢＰＤをもつ人の生活はめざましく変化するのです。第４章では、ＢＰＤをもつ人の回復期間について、またどの症状が時間とともに改善し、どの症状が長引く傾向にあるのかについて、最新の知識をまとめます。

ここで、ＢＰＤについて覚えておくべき大切なことは、ＢＰＤにはよけいな問題がたくさんついてくるということです。つまり、ＢＰＤをもつ多くの人はほかの問題も抱えていて、ほかの症状の診断基準も満たす可能性があるということです。例えば、ＢＰＤをもつ人の多くがうつ病、不安障害、摂食障害、薬物やアルコールの問題にも苦しんでいます。また、自殺企図、自傷行動、その他の自己破壊的な行動の危険もあります。第５、６章では、ＢＰＤに付随するこれらの問題について述べます。

パート２では視点を変えます。パート１（第１章〜第６章）ではＢＰＤに関する情報を提供することに重点を置いていますが、パート２ではＢＰＤへの援助をどのようにして得られるかに重点を置いています。日々苦しみ、おさまらない感情と闘い、終わらないかに思える問題の連続に対処しているときに手助けを得る手段を見つけだすのが難しいということはわかっています。パート2は、必要な援助を探す場合の役に立つでしょう。最もよい方法としては、BPD（またはBPDに付随する問題）をもつ人の治療を行っているメンタルヘルスの専門家に助けを求めることです。第7章では、BPDの人がもつ問題を理解し、どのような行動をとるべきかを提案できる人を探す方法について、具体的な提案と実用的な情報を提供します。また治療を受けることを選んだ場合、治療から何を期待できるかについて説明します。

もちろん、BPDでもほかのどんな問題でも、援助を探すときには、治療法の選択肢やどの治療法が最も効果的かについて知っておくことが重要です。例えば、抗生物質は細菌性の病気には最も効果があるがウィルス性の病気に用いるのは望ましくない、ということはよく知られています。もしウィルス性の肺炎にかかり、医師が抗生物質を処方したら、それが自分にとって最善の治療法ではないかもしれないということは知っておきたいものです。同じように、どのBPD治療法が最も有効かを知っておく必要があります。第8、9章では、BPDをもつ人に効果があることがわかっている心理療法を二つ、弁証法的行動療法とメンタライゼーションに基づく治療について述べます。そして第10章では、BPD治療によく使われている薬について説明し、これらの薬がどれくらい効くと思われるかについて述べます。また、薬の選び方、医師への質問、薬が効いているかどうかの観察方法についても説明します。

あなたが現在治療中でも、治療を受けようとしているところでも、あるいは受けている治療にうんざりしているところでも、BPDへの対処法をいくつか知っておくのは悪くありません。第11、12章では、役に立ちそうな対処法について説明します。もちろん、人生の問題を乗り越えるには自助努力だけでは十分ではない、ということを忘れないでください。でも役立つ対処法をいくつか練習すれば、自分に合った治療法を探しながら、感情をコントロールしたり（第12章）、何とか生き続けることができる（第11章では自殺願望を取り上げる）というものです。

これらの章には、BPDの問題と闘ってきた人たちのエピソードが記載されています。仮説のものもありますが、そのほかは私たちが実際にBPDをもつ人と関わってきた経験に基づいています。実際の人物に関するものは個人を特定できないよう一部を変更しています。

私たちは本書を、BPDをもつ人が自分の問題を理解してサポートを得るのに役立つガイドブックとして書きました。この本を始めから終わりまで通して読むことがこの本の最も有効な読み方です。そうすれば、ＢＰＤに関するすべてを学んでから、サポートの探し方や問題の対処法について読むことができます。でも一方、ユーザーズガイドのように必要に応じて必要な箇所を読んでみるという使い方もできます。

私たちは、この本がＢＰＤに伴う問題に対処する際に必要な情報を提供することを願い、またそれによって、皆さんの人生が最もよい方向へ進むよう祈っています。

Part 1

境界性パーソナリティ障害とは？

第1章——境界性パーソナリティ障害とは？

ウェンディは診察室に入っていった。彼女には、人生をやりなおす覚悟ができていた。もうこれ以上こんな生活は続けられなかった。彼女はものすごく繊細で、賢く、優しい女の子だが、大きなトラックを近所で暴走させては芝生に乗り入れたり、街灯に衝突するような日々を送っていた。境界性パーソナリティ障害という言葉をインターネットで調べたウェンディは、これが長い間自分が苦しんできた問題なのかどうかを確かめる覚悟ができていた。

この章では、境界性パーソナリティ障害（ＢＰＤ）とは何かを皆さんに明確にわかりやすく説明します。もし自分自身あるいは身近な人がＢＰＤかもしれないと思っているのなら、それがどんなことを意味するのかを正確に理解することが大切です。この章では、ＢＰＤの特徴と症状について説明します。ＢＰＤが何を意味するのかを明確にし、この障害の一部である九つの症状をそれぞれ説明し、そして専門家がどのように診断を下すのかを説明します。また、ＢＰＤの歴史についても触れていきます。

この章を読む前に、自分ではＢＰＤを診断できないということを知っておいてください。ＢＰＤのいくつかの症状について読んで、「私のことだ！」と実感したとしても、自分が実際にＢＰＤかどうかを知るためには専門家（心理学者や精神科医など精神障害を診断する人）の診察を受けることが必要です。精神障害を自分自身で診断しようとするのはガンや心臓病を自分で診断しようとするのと同じで、診断には必ず専門家が必要なのです。なぜなら、あなたには診断に必要な道具も技術も客観的な視点もないからです。それに、まちがった診断をしてしまったら、正しいサポートを受けられなくなります。

私たちも、自分ではＢＰＤと思っていたが実際にはうつ病、躁うつ病や心的外傷後ストレス障害（ＰＴＳＤ）などの別の障害だったという人を何人も診てきました。ガンに勧められる治療が心臓病の治療とは異なるように、精神的または情緒的な障害にもそれぞれに異なった治療法があるのです。ですから診断が正確であることを確かめる必要があるのですが、その唯一の手段は専門家に診てもらうことです。この章を通してＢＰＤとは何かを学び、その症状に対する理解を深めてください。そのうえで、自分がＢＰＤを抱えているのかどうかを知りたければ、専門家として診断を下すことができる人の診察を受けてください。その方法については、第７章で説明します。

精神障害とパーソナリティ障害とＢＰＤ

「精神疾患の診断・統計マニュアル」（略称「ＤＳＭ-Ⅳ-ＴＲ」、二〇〇〇年ＡＰＡ（米国精神医学会）刊、日本語版は二〇〇四年、医学書院刊）はメンタルヘルスの専門家が使うレシピ本のようなもので、精神や情緒の問題のもととなる「材料」が書かれています。このレシピ本では、精神障害を臨床的障害とパーソナリティ障害という二つの大きなタイプに分類しています。ＤＳＭ-Ⅳ-ＴＲによると、ＢＰＤはパーソナリティ障害という大きな枠の中にある精神障害の一つです。

臨床的障害

精神障害の一つのタイプは「臨床的障害または症候群」です。うつ病、不安障害（パニック障害、全般性不安障害、社会不安障害など）や統合失調症が含まれます。これらの障害は、人生のさまざまな段階で発症する症候群と見なされます。発症がごく短期間で、治療によって症状がすぐに改善するもの（パニック障害など）もあれば、一般的に長引いて心身を衰弱させるもの（統合失調症など）もあります。

パーソナリティ障害

精神障害のもう一つの主なタイプは「パーソナリティ障害」です。では、パーソナリティ障害とはどんなものでしょうか。人には誰でも、それぞれ独特のふるまい方、感じ方、考え方、そして世の中との関わり方があり、それがその人の人格（パーソナリティ）になります。「あの人は本当におもしろいキャラクターだね！」と言うとき、それはその人の人格、つまりその人独特のふるまい方や世の中との関わり方のことをいっています。パーソナリティ障害とは単に、世間との関わり方があまりうまくいかない状態が長く続いている、ということなのです。加えて、この問題は大きな苦痛を引き起こし、人間関係に困難を生じさせ、人生の目標（例えば、希望の仕事についたり、仕事を続けたりすることに関わる目標）を達成する中で問題を引き起こします。パーソナリティ障害にはいろいろなタイプがあります。例えば、回避性パーソナリティ障害、強迫性パーソナリティ障害、依存性パーソナリティ障害、妄想性パーソナリティ障害、分裂病質パーソナリティ障害、統合失調症性パーソナリティ障害、自己愛性パーソナリティ障害、演技性パーソナリティ障害、反社会性パーソナリティ障害、そしてもちろん、本書で説明する境界性パーソナリティ障害などです。

パーソナリティ障害を抱えているということは通常、長い期間にわたって複数の問題を抱えていることです。一般的には、パーソナリティ障害の診断基準として、大人であることが条件になります。しかし、大人になってからパーソナリティ障害と診断された人の多くが、物心ついた頃からずっとこの問題に苦しんできた、と口にします。だから私たちは、多くの人が子どもの頃からこのような問題を抱えてきたのだと考えています。パーソナリティ障害を抱えているということは、人格に欠陥があるとか、性格がよくないとか、意地悪だとか、好ましくない人だとか、そういう意味では決してありません。

基本的にパーソナリティ障害をもつ人は、本人やまわりの人たちにとって問題を生じさせるような何かが人格の中にあると考えられています。しかし、次のような理由から、私たちはこのことに完全に同意しているわけではないのです。

第一に、「パーソナリティ障害」という言葉自体が問題です。なぜなら、それが〝性格上の欠陥〟、〝問題を起こす人〟、〝難しい性格〟といった言葉と同じような意味でよく使われるからです。前述したように、この使い方は正しくありません。

第二に、「パーソナリティ障害」という言葉には、問題がその人の中にあり、本人がそれを解決しさえすればすべてが正常になる、というような響きがあります。私たちはこの見方も否定します。パーソナリティ障害を含めた多くの心理学的な問題において、環境（ストレス、トラウマ、虐待などの要因）が大きな役割を果たすという証拠（エビデンス）がたくさんあるからです。さらに、問題がその人の中にあるとすることで、まわりの人がその人に汚点があると考えたり、レッテルを貼ったりすることにもなりかねません。

最後に「パーソナリティ障害」という言葉には、その人は生まれてからずっとそうだった（自分の人格であり、自分という人間の一部である）、これからもずっとそうなのだ、という響きもあります。しかし、第4章を読むとわかりますが、ＢＰＤは必ずしも、人が思っているほど長い期間は続かないという証拠があります。つまりＢＰＤをもっているからといって、人格に欠点があるということでも、今抱えている問題に一生苦しむということでもないのです。ＢＰＤとは単に、よい生活を送ったり、人と強い絆をもち続けたり、自分の目標を達成したりする能力の妨げになっているかもしれない考え方や感じ方、ふるまい方のパターンがある、ということにすぎません。

問題を複雑にしているのは、ＤＳＭ-Ⅳ-ＴＲが、精神障害は内科の疾患と同じようなものだという考えに一部基づいている点です。ＤＳＭ-Ⅳ-ＴＲは、肺炎や糖尿病などといった病気と同じように、心の病にも「疾患モデル」を使い、個人（または環境）の中にある何らかの病理（機能不全）と関連づけてしまっているのです。

このような考え方の問題点は、精神障害はほかの病気と同じように作用するのではなさそうだということです。第一に、肺炎にかかるのと同じように精神障害が発症するわけではありません。第二に、糖尿病のような病気とは違って、精神障害はその原因と思われるような身体の機能不全との関連は確認されていません。第三に、糖尿病なのか乳ガンなのかは医師にははっきりとわかりますが、精神障害の場合、ある一つの疾患（例えば、うつ病）の症状の多くはほかのいろいろな障害にも見られるので、これらの障害の境界線はあいまいです。第四に、精神障害の診断の根拠となるのは、何をし、何を考え、何を感じるかです。それは、自分がしたり、考えたり、感じたりするかもしれないことの根底に何らかの障害が存在することのあらわれであるという考え方によるものです。これはかなりの飛躍で、科学者が腫瘍を発見するときのように、身体や脳の中を見ても根底にある障害を見つけることはできないのです。第五に、病理モデルでは、「パーソナリティ障害」という言葉がそうであるように、問題がその人の内側にあると考えます。しかし、あとで説明するように、もしＢＰＤをもっているなら、苦しんでいる問題の多くは本人の中に存在するのではなく、周囲の環境にある問題によるものなのです。そして、より幸せになるために変えなければならないのは、実は環境を変えること、あるいはふるまい方、考え方、感じ方を変えることかもしれません。ですから私たちは、その人が何かの障害をもっているかどうかよりも、その人が何をし、何を考え、何を感じるのかということのほうがずっと大切だと考えているのです。

●BPDはどこから来たのか――BPDの歴史

今ＢＰＤと呼ばれているものの歴史について、少しだけ知っておくことが大切です。十九世紀、精神医学において、二つの異なるタイプの精神障害のあいまいな境界線上に存在する状態を表現するのに「境界例」という言葉が用いられました。[101]

広く受け入れられていたのは、精神医学上の障害または問題には二つの大きなカテゴリーがあるという考え方でした。その一つは「神経症」と呼ばれていて、現実は認識しているものの、うつや不安障害のような感情面での問題を抱える患者が含まれていました。もう一つのカテゴリーである「精神病」は、現実とは関係のない特異な考え方をもったり経験（幻覚など）したりする患者が含まれ、このような人は統合失調症などと診断されました。精神病患者と分類されるほど深刻な問題は抱えていない（つまり考えや経験の大部分が現実に基づいている）が神経症患者と呼ぶには問題が大きすぎる患者が、境界例の分類に入れられました。精神科医は、人の良い面と悪い面を同時に見ることがなかなかできない患者や、不安定で混沌とした生活を送ってしまう患者、たびたび感情を取り乱してしまう患者に対して、「境界例」という言葉を使いました。[100] BPDに関するこういった考え方の多くは、科学的な研究に基づくものではなく、限られた数の患者を観察した結果得られたものだったのです。

時代が変わり、研究者は数多くの研究を重ねてきました。これらの研究結果から、現在BPDと呼ばれているものを構成する重要な特徴の数々（感情をコントロールすることが難しい、衝動的な行動をとる、対人関係やアイデンティティの問題など）が確認されています。現在では、ＢＰＤをもつ人が神経症や精神病の一歩手前だとは考えられていません。科学的研究により、ＢＰＤについてのまちがった古い考えを排除し、真実と思われる考えをもつことができるようになったのです。

境界性パーソナリティ障害の症状と特徴

　ウェンディはずっと前から、自分は何か違うと思っていた。子どもの頃から非常に感情が激しかったことを覚えている。いつも泣いているか、ほかの人だったら興奮しないようなことに興奮しているかのどちらか、という感じだった。人の気持ちはよくわかるのにもかかわらず、自分の感情には対処できないので、混乱したり生活に問題が生じたりした。そのために人間関係で衝突し、一つの仕事を続けるのが難しくなることもあった。

ＢＰＤは感情が不安定だという障害、感情における問題の障害です。ＢＰＤをもつ人は、感情や思考、人間関係、アイデンティティ、行動が不安定です。また、人間関係が不安定で、多くの場合、人に見捨てられることを恐れています。感情的にはジェットコースターに乗っているような状態で、あっという間に気持ちが浮き沈みします。また怒りの問題を抱えている場合もあります（よく怒りが爆発してしまうか、怒りを怖がって完全に避けるかのどちらか）。また、気が動転すると衝動的に行動し（考えずにすぐ行動に移す）、そしてときには自殺企図や自傷行動をします。自分が誰なのかわからないという場合も多く、ス

表1　DSM-IV-TRの抜粋：BPDの診断基準

- ○ 現実または想像上で見捨てられることを必死に避けようとする。
- ○ 対人関係に、理想化するか見下すかの両極端を行ったり来たりするという、激しくて不安定なパターンがある。
- ○ 同一性障害：自己像または自己感の不安定さが著しく、また持続する。
- ○ 少なくとも２種類の領域の行動で、自分を傷つける可能性のある衝動性がある。
- ○ 自殺行動、自殺をするふり、自殺企図の脅し、自傷行動を繰り返す。
- ○ 気分が物事に著しく左右されるために感情が不安定である。
- ○ 慢性的にむなしさを感じる。
- ○ 怒りが不適切で激しい、または怒りを抑えられない。
- ○ 一時的でストレス性の妄想様観念がある、または重篤な解離性症状がある。

注：DSM-IV-TR（2000年APA刊）より

トレスがたまるときちんと考えられなくなったり落ち着きがなくなったりします。人口の約一～二％がBPDの診断基準に合致するそうです。[2]

BPDの効果的な治療法（第8章で取り上げている弁証法的行動療法）を開発したマーシャ・リネハン[64]は、BPDの九つの症状を五つのわかりやすいカテゴリーに分けました。それは、①感情調整不全、②人間関係の調整不全、③行動調整不全、④自己とアイデンティティの調整不全、そして⑤認知調整不全、です。

五つのカテゴリーどれにも「調整不全」という言葉があることに気づきましたか。調整不全とは基本的に「コントロールできない」ということです。たしかにBPDは、生活の多くの場面において不安定でコントロールできない状態が関わってくる障害です。以下に、これらのカテゴリーとその特徴について詳しく説明します。DSM-Ⅳ-TRが定めているBPDの九つの診断基準を表1にまとめました。

感情調整不全

ウェンディは子どもの頃、すでに極端に感情が激しく、自分の感情をコントロールするのに苦労していた。幼稚園の初日に教室のドアに向かって歩いていたとき、ほかの園児のことが怖くて怖くて、その場で動けなくなってしまったことを覚えている。大人になった今、ときどきあまりにもイライラし動揺して、ちょっとした不快感（ノロノロ運転をする車の後ろで立ち往生したり、行列で待たなければならないときなど）でも、黒板を爪で引っかく音のように気にさわることがある。どんなに努力しても、ときどき怒りを抑えきれずに爆発させてしまう。その爆発のせいで、まわりから疎外されて仕事にも支障をきたすようになり、恥ずかしさと罪悪感、むなしさばかりが残っていた。

「感情調整不全」とは、感情が不安定（機嫌が急に変わることも含む）であったり、感情をコントロールするのが難しいことをいいます。BPDをもつ人は自分の感情と格闘し、しばしば自分の感情に圧倒されてしまいます。実際、研究者の中には、感情調整不全がBPDをもつ人にとって最も重要な問題であるという人もいます[64][75]。現に、BPDをもつ人が抱える問題のほとんどの原因が感情調整不全だと考えている人もいます。感情や気分が不安定であることと、怒りをコントロールできないことは、このカテゴリーに入るＢＰＤの症状なのです。

●感情や気分が不安定

ＢＰＤをもつ人は、ほかの人にはそれほど強い影響を与えないような物事にもよく反応します。例えば、人の言動に動揺しやすかったり、ほかの人よりもストレスがたまりやすかったりします。また、人がちょっと批判するような、あるいは賛成しないような表情を見せただけで、落ちこんでしまうこともあります。なぜなら、ＢＰＤをもつ人はとても多くのことに感情的に反応し、ジェットコースターに乗っているかのように感情が浮き沈みするからです。幸せを感じていたかと思うと、次の瞬間には悲しんだり怒ったりします。

●怒りが激しい、または怒りを抑えられない

怒りが激しい、または怒りを抑えられないというのもＢＰＤの特徴の一つです。ほかの人が腹を立てないようなことでも、いとも簡単にイライラしたり怒ったりします。また怒りだすと自分をコントロールできなくなって、ものを投げたり、人をどなりつけたり、あ

まりの怒りにどうしたらよいのかわからなくなってしまうこともあります。怒りはＢＰＤの診断基準の一つではありますが、私たちはＢＰＤをもつ人と接する中で、自分を恥じる気持ちや悲しみ、罪悪感のほうがずっと強く、また対処が難しい場合が多い、ということに気づきました。なかには、ほかの誰よりも自分自身に対して強く怒っている人もいます。

人間関係の調整不全

ウェンディは魅力的で人に好かれる性格にもかかわらず、友達や家族、交際相手との関係ではまるでジェットコースターに乗っているように感じることが多かった。些細な批判の言葉や賛成しないような表情だけでも、ウェンディの心には鋭いナイフのように刺さった。そして相手が誰であれ、日によっては完璧な彼氏のように思えることもあったが、そばにいるのもいやだと思うときもあった。

「人間関係の調整不全」とは対人関係に問題を抱えているという意味であって、悪い人だとか人に好かれない人間だという意味ではありません。実際、BPDをもつ人は多くの場合、とても魅力的で、愛嬌があって、おもしろく、繊細な人です。それにもかかわらず、人間関係が不安定である、人に捨てられることを恐れる、という二つの理由から人間関係に苦労する傾向があります。

●人間関係が不安定で激しい

BPDをもつ人の人間関係は、混沌として、コントロール不能なことが多いようです。感情が激しいことで、人間関係に対処するのが難しくなるのでしょう。人間関係が信じられないほどうまくいくこともあれば、すべてが崩れていくような気がするときもあります。幸せで、恋をして、喜びに満ちていたかと思うと、次の瞬間には怒りや憎悪を感じ、人間関係に絶望したりします。基本的には、感情と同じように人間関係も、ジェットコースターのように「すごく良い」と「すごく悪い」の間をあっという間に行ったり来たりするのです。また、人間関係に対立や争いが多かったり、さらには肉体的、精神的な虐待がある場合もあります。

●見捨てられることを必死に避けようとする

ＢＰＤのもう一つの特徴は、見捨てられることへの恐れです。実際、ＢＰＤの最も重要な問題は見捨てられることやひとりぼっちになることを恐れることだ、とする研究者もいます。[40] ＢＰＤをもつ人は、友達、治療者、恋人や配偶者、家族との関係が終わりに近づくとパニック状態になったり恐怖を感じたりします。自分はこのままずっとひとりぼっちなのではないかと思ったり、日々の苦しみを乗り切るのに必要なサポートが得られないのではないのかと思ったりします。ひとりぼっちになったり、おいていかれることへの恐怖があまりに激しいので、そうされないようにどんなことでもする人もいます。例えば、お願いだから行かないで、と頼んだり、けんかを始めようとしたり（その間だけでも一緒にいてもらえるように）、あるいは相手の体をつかんで放さないというようなことさえあります。

行動調整不全

高校の成績がオールＡだったウェンディは大学でもとてもよい成績をおさめてい

たが、心理学専攻の卒業を数カ月後に控えて退学した。理由を尋ねられると、「もうプレッシャーに耐えられなくなった。卒業後に何をするのかわからなくて恐怖に飲みこまれそうだった」と答えた。ウェンディは動揺すると何も考えずにあとで悔やむような行動をとることがあった。つらさを忘れるためにアルコールや薬物に走ったり、バーで会った男性と行きずりの関係になったり、吐きそうになるまで食べることもあった。このような混沌とした生活から逃れるために、何度か自殺を試みたことさえあった。

「行動調整不全」とは、行動がコントロールできない状態にあり（しかも害を及ぼしたり危険な可能性がある）、生活に悪影響を与えている状態を意味します。ＢＰＤをもつ人は多くの場合、主に二つの方法でこの問題と格闘しています。それは、危険で衝動的な行動と自傷行動です。

●自分を傷つけるような衝動性

第一に、ＢＰＤをもつ人は自分や他人を傷つけるかもしれないような危険を冒します。例えば、衝動買いをしたり、無謀な運転をしたり、危険な性行為に及んだり、暴食したり、薬物やアルコールの問題を抱えている人もいます。もしあなたがＢＰＤならば、今お話ししたことのいくつか、あるいはすべてと格闘しているかもしれません。このような行動が自分にとってよくないということはわかっていても、結果がどうなるかは考えずに、そのときの勢いでやってしまいます。私たちの経験では、ＢＰＤをもつ人が衝動的な行動をとるのは、主に動揺しているときに心のつらさを一時的に和らげるためです。

●自殺行動または自傷行動

第二に、ＢＰＤのもう一つの診断基準は「自殺行動」と「故意の自傷行動」です。自殺行動というのは、自殺について考える、自殺しようとする、または実際に自殺することです。そして故意の自傷行動というのは、死ぬという意志のない自傷行動です。第６章では自殺と故意の自傷行動についてもっと深く追求していきます。今のところは、ＢＰＤの診断基準の一つが自殺行動、自殺するというおどし、または自傷行動が繰り返し起こることだということだけを覚えておいてください。

自己とアイデンティティの調整不全

ウェンディは常に自分の生活を変えていた。大学に入ったときには工学の分野でキャリアを積みたいと考えていた。二年生になると突然専攻を地理学に変え、そして地理学のどの科目でもよい成績をとった。でもすぐに地理学が嫌いになり、心理学に変更することにした。大学をやめると職を転々とし（カフェのバリスタから会計係まで）、カトリック教から仏教まで宗教を変えたあとに宗教そのものを否定し、そして毎週のように自分の洋服や外見も変えた。彼女は治療者に、自分が本当は誰なのかまったくわからない、自分が状況によってまったく別の人間のような気がする、と話した。

「自己とアイデンティティの調整不全」をもつ人は自分が誰なのかというはっきりとした意識がなく不安定で、またほとんどいつもむなしく感じています。

●自己意識とアイデンティティが不安定

ＢＰＤをもつ人は多くの場合、アイデンティティが不安定です。ＢＰＤをもっていると、そのときの状況しだいで自分が誰なのかがいつも変わるかのように感じるようです。どんな人でも、感じ方や行動は状況によって多少変わります。仕事場と自宅、自分の子どもと遊ぶときと友達と出かけるときとでは、ふるまいや感じ方が異なるものです。しかしアイデンティティの混乱では、行動や気分が異なるというだけではなく、状況が変わると自分が違う人間になってしまうように感じるのです。ＢＰＤをもつ人の多くが、ウェンディの例のように、極端ともいえるような生活の変化が何度もあったり、また自分が誰なのか、自分の人生がどこへ向かっているのかがよくわからない、と話したりします。このように、自分の核となるアイデンティティ、つまり自分がどのような人間なのかというはっきりとした意識をもっていないことは、アイデンティティの混乱のもう一つの重要な部分です。

●慢性的なむなしさ

自己とアイデンティティの調整不全はもう一つ、ほとんどいつもむなしさを感じている、という形でもあらわれます。ＢＰＤをもつ人の中には、心の中に空白があるような気がする、まるで自分が抜け殻のように感じる、という人もいます。何かが足りない、埋めなければならない大きな穴がある、と感じているのかもしれません。このような感覚は居心地のよいものではなく、また頻繁に起きて長く続きます（数時間から数日間）。ＢＰＤをもつ人の中には、自分は「何でもない」、「誰でもない」ような、あるいは存在していないように感じる、という人もいます。

認知調整不全

ウェンディがたびたび苦しんだもう一つの問題は、ストレスを感じると思考が否定的になったり、現実から離れているような感覚に陥ることだった。動揺すると、ときには、あとになって何をしたか覚えていなかったり、自分が自分の体の中にいないように感じることがあった。また誰も信用できないと思ったり、人が自分を傷つけようとしている、利用しようとしている、と感じることもあった。

「認知調整不全」をもつ人がストレスをためこむと、否定的な考えをもったり、自分や現実からの解離（81ページ訳注参照）を経験することがあります。ここで注意しなければならないのは、この種の問題はいつもあるわけではなく、主にBPDをもつ人が多大なストレスを感じたり非常に動揺している場合に起きるということです。

●ストレスがあるときの疑い深さや解離

認知調整不全の問題の一つは、人の動機を疑う、否定的または誇大妄想的な考えをもつことです。もしこの問題に苦しんでいるとしても、それは妄想があるとか、統合失調症や精神病を患っているという意味ではありません。単にストレスを感じて、とくに疑い深くなったり、自分がどう思われているかが心配になったりする、という意味です。人が意地悪しようとしている、自分を利用しようとしている、何らかの方法で傷つけようとしている、などと考え始めたりします。また人から、批判的な考えや否定的な考え（「あの人は太っている」「あの人はブスだ」「あの人は嫌いだ」など）を抱かれていると思ってしまうこともあります。こういった経験はストレスを受けたり気持ちが動揺したりしているときに起こることが多く、物事が順調に進んでいるときにはあまり起こりません。

認知調整不全のもう一つの側面は解離です。「解離」とは、心がそこにない、現実から離れたような、もうろうとした状態で、周囲の状況を認識できなかったり自分が自分の体の中にいないような感覚をもつことです。なかには、天井の高さまで浮いて自分や自分のまわりの人を上から見下ろしているように感じるという人もいます。ＢＰＤをもっている場合、ストレスを受けると解離が起こります。

実は解離は苦痛から逃れる手段でもあります。仕事をクビになって怖くて不安で頭にきているとき、少しの間だけ心から離れて問題や苦痛から逃れることができるのです。解離の問題点は、もちろん何も解決されないということと、解離状態のときには危険なこと（自殺企図など）やあとになって覚えていないようなこと（知らない人とのセックスなど）をするかもしれないということです。

ＢＰＤをもつ人がみな同じわけではない

ここまでの説明や表１（25ページ）からおわかりのように、ＢＰＤの「レシピ」には材料が九種類あります。診断基準を満たすには、九つの症状のうち少なくとも五つがあてはまらなければなりません。「九つ症状があるということは何百種類も組合せがあって、その全部がＢＰＤと呼ばれるの？」と思われるかもしれません。そのとおりです。ＢＰＤの診断基準を満たすには、一五一通りの組合せがあります。つまりこの障害をもつすべての人がまったく同じというわけではないのです。

「ビジネスマン」という診断があるとしましょう（別にビジネスマンが嫌いなわけではありません。ちょうどよい例だと思っただけです）ビジネスマンというと、皆さんは次のようなイメージをもつかもしれません。①高級なスーツを着ている、②お金を稼ぐことを考えている、③広いオフィスでおしゃれな机に向かって仕事をしている、④お金持ちの人と打ち合わせをする、⑤セールスをする、⑥長時間働く、⑦片づけなければならない書類がたくさんある、⑧成功している、⑨朝早く起きて仕事に行く。

この九つの特徴のうち五つでもあてはまる人を「ビジネスマン」と分類するとなると、ビジネスマンが二人いた場合、その二人はかなり違う可能性があります。

例えば、サリーはスーツを着ないし、仕事をする時間は短いし、朝は遅いけれども、常にお金のことを考えていて、成功していて、たくさんの商品を売って、広いオフィスでおしゃれな机に向かって仕事をして、また毎週火曜日にお金持ちの人と打ち合わせをしています。

一方、テッドはいつも高級なスーツを着て、長時間仕事をして（ときには週に六十〜七十時間）、たくさんの書類を片づけて、夜明け前に起きて仕事に行き、週五回お金持ちの人と打ち合わせをします。でも残念ながら、長時間働いているのにまったく成功していません。またお金もうけにも興味がなく、セールスもまったくだめで、物置のように小さく汚いオフィスで働いています。

同じ「ビジネスマン」でもサリーとテッドがまったく違うように、同じようにＢＰＤと診断された二人の人でもまったく異なるかもしれないのです。

自分がＢＰＤかどうかはどうやってわかるのか

すでに説明したように、自分がＢＰＤかどうかを調べる最善の方法は、診断を下す資格をもった専門家に診てもらうことです。精神科医や心理士を含めていくつかのタイプのメンタルヘルス専門家が診断を下します。精神科医は、薬物療法をベースとした治療や心理療法の特別な訓練を受けている医師です。心理士は、臨床心理学やカウンセリング心理学の博士号を取得していて、心理学的評価・治療について広範囲のトレーニングを受けています。精神科医も心理士も、徹底した評価と診断を下す適任者です。そのほかに診断のできる人にはソーシャルワーカー、心理学で修士号を取得した人、カウンセリング心理学で博士号または修士号を取得した人がいます。

私たちが勧めるのは、パーソナリティ障害の分野の訓練と経験を積んだ専門家を探して、徹底した診断を受けることです。ＢＰＤというのは、長期間に築かれた世間との関わり方のパターン（そして多くの人が生涯にわたって苦しんできたもの）ですから、ＢＰＤを診断するにはある程度の時間が必要です。自分のどこが悪いのか早く知りたいときに根気よく待つのは大変ですが、確かな診断を受けることが大切です。何回か通ってじっくりと話し合うことが必要な場合もあります。もう一つ重要なことは、一緒に治療に取り組む専門家が躁うつ病や大うつ病のようなＢＰＤと似たほかの障害との見分け方を理解していることです。第７章では、ＢＰＤに関わる問題について診断や治療を受ける方法について詳しく説明します。

まとめ

以下に、この章でお話ししたことを簡単にまとめました。これから本書を読み進んでBPDについてさらに学んでいく際に、この章の内容が役立つことを願っています。

- ❑ BPDはパーソナリティ障害の一つで、生活のいくつかの分野が不安定になる。
- ❑ BPDをもつ人は、自分の感情、アイデンティティ、人間関係、行動、思考に苦しんでいる。
- ❑ BPDをもつ人がみなまったく同じというわけではない。
- ❑ BPDをもつということは、病人である、人から好かれない、欠陥がある、何かの病気にかかっている、人格が悪い、という意味ではない。
- ❑ もしBPDの特徴に心あたりのあるものがあるなら、訓練を積んだ専門家に助けを求め、徹底した診断を受ける。

第2章 境界性パーソナリティ障害――いわれていることは本当に正しいのか

研究者や臨床医、その他の医療従事者たちが合意していることが一つあります。それは、どんな問題に苦しんでいるとしても、そこから回復する際には情報を手に入れることが不可欠だということです。内科的な問題も精神的な問題も同様に、その問題の原因や症状、進行状況について、確かな情報をもっていることがとても大切です。詳しい住所も番地さえも知らずにロサンゼルスに住んでいる友達を訪ねるとしたら、その道中はわかりにくくて、ストレスの多い大変な旅行になるでしょう。ロサンゼルスに行くということを知っているのはよい第一歩ですが、そんなことはいったん着いてしまえば友達を見つけるのに何の役にも立ちません。同じように、もしＢＰＤに、あるいは別の問題に苦しんでいるならば、その問題を知るだけでもよい出発点にはなります。しかし、もっと特異的な情報を手に入れれば、あなたの身体や心、人間関係や生活の中で何が起こっているかをよりはっきりと感じられます。この知識があれば、問題をよりよく特定することができます。このように、自分が抱えている事実を簡単に知っておくだけでも、回復するための最も重要な第一歩になるのです。そして、この本を通しておわかりになると思いますが、私たちはＢＰＤの専門家なので、ＢＰＤの原因やどのようなことが起きるかについてたくさんのことを知っています。

残念ながら、確かな情報は簡単には手に入りません。むしろ、誤った情報が出回っていて、事実とフィクション、真実と俗説の見極めがとても難しいのが現状です。まちがった情報を信用すると、回復への道のりは非常にけわしくなります。仮に信頼できる地図を手にしてロサンゼルスに行こうとしても、それがロサンゼルスの地図ではなくボストンの地図だったとしたら……。それに気づいたときのことを想像してみてください。あるいは、もし友達が最近引っ越しをして自分の住んでいる場所に慣れていなく、まちがった案内をしたらどうなるでしょう。混乱した旅行になるか、道に迷ってしまうかのどちらかでしょう。だから、情報をもっているだけでは不十分です、その情報が正確でなければなりません。残念なことに、新しい情報のすべてを知っていても、しつこい俗説は人を道に迷わせ、この障害の不名誉をもたらし続けるようです。

この章では、ＢＰＤに関するよくある俗説や誤った情報を再調査し、それらに反論していきます。

社会的偏見と境界性パーソナリティ障害

多くのメンタルヘルスの問題は社会的な偏見を伴うものですが、ＢＰＤの場合はこの傾向がとくに強いのです。ＮＡＭＩ（アメリカの精神障害のための連合会、精神障害をもつ人々の擁護団体）のような支持団体や消費者団体は、過去十年間このような精神障害に伴う偏見を減らすために惜しみない努力をしてきました。その結果、現在では、一般的な誤った情報だけでなくメディアでの否定的な描写も少なくなっているようです。しかしながら、ＢＰＤに関する偏見は今日でもしつこく続いています。

なぜ社会は、ほかの障害よりもＢＰＤを強く非難するのでしょうか。確かではありませんが、考えられる理由があります。第一に、最近までＢＰＤの原因はあまり理解されていませんでしたし、残念なことに理解できない問題には否定的に対応する人が多いものです。

第二に、前に説明したように、ＢＰＤの場合、社会においてまわりの人の気にさわるような症状が多いのです。ＢＰＤをもつ人の行動に対して、周囲の人は理解できなかったりショックを受けたりします。例えば、自傷行動や自殺企図はほかの人を怖がらせたり混乱させたりしますし、なぜそうなったのか理解するのは難しいものです。理解に苦しむような行動がとくに他人に恐怖を与えるものだったら、その人を理解しようとするよりも見切りをつけてしまうほうが簡単な場合があります。また社会的には、穏やかで、冷静で、落ち着いていて、そして感情をコントロールできることが重視されます。これはＢＰＤをもつ人にとってなかなか困難なことです。それと正反対の強い感情をもっていて、たびたびその感情を極端にあるいは劇的に表現してしまうので、感情のコントロールを重んじる人はＢＰＤの人に偏見をもってしまうか、不確かな、または否定的な意見をふくらませてしまうのかもしれません。ＢＰＤに見られる激しい感情や衝撃的な行動または恐ろしい行動が、ＢＰＤに関する社会的偏見のもとを生みだすのかもしれません。

最後に、社会的偏見に関するもう一つの原因はテレビや映画なのかもしれません。メディアはＢＰＤにひかれるようです、おそらくＢＰＤに伴うある種の力強さが魅力的なのでしょう。ＢＰＤをもつ人は、ドラマチックで、刺激的で、カリスマ性があって、激しい経験をしています。そしてテレビや映画のプロデューサーたちは、強くて激しいドラマチックな人物を演じさせることに関心があります。よい評価とドラマチックな効果を求めて、メディアが一方的で単純化した、常に否定的なＢＰＤを表現しようとすることが問題なのです。実際に、否定的で、不正確で、激しいＢＰＤの映像が多く見られます。悪意はないように思われますが、こういった描写によってＢＰＤに伴う社会的偏見は助長され、一般の人にはこの障害が理解しがたいものになってしまうのです。

境界性パーソナリティ障害に関する一般的な俗説

メディアの否定的で不正確な描写だけでなく、ＢＰＤに関して広く信じられているものには、誤った情報や根拠のない説が数々あります。最も問題になるものを明らかにすることが重要であると私たちは信じています。そこで、一般的に最も広まっているＢＰＤとＢＰＤをもつ人に関しての俗説（表２）と正しい事実について述べます。

俗説1「BPDをもつ人は人の心を巧みに操って、人の気を引こうとする」

これは最も一般的なBPDに関する考えです。実際に、メディアだけではなく、学問的な臨床や研究文献にも見られるほど一般的です。たぶんBPDをもつ人が苦しむ問題、とくに自殺行動や自傷行動について説明するために使われています。前にも説明したように、このような行為で苦しんだことのない人にとって、ショッキングなことで、恐ろしく、不可解なものです。結果として、自殺行動や自傷行動は、BPDをもたない人に恐怖、怒り、悲しみ、罪悪感や混乱といった激しい感情的な反応を呼び起こします。さらに、非常に深刻で命に関わる行為なので、何としてもその行為をやめさせよう、助けようと思ってしまいます。

皮肉にもこういった非常に一般的な思いが、BPDをもつ人は人の心を巧みに操ろうとしているというまちが

表2　BPDに関する7つの一般的な根拠のない話

- ○ BPDをもつ人は人の心を巧みに操って、人の気を引こうとする。
- ○ BPDをもつ人は暴力的で、他人を傷つける危険性が高い。
- ○ BPDは一生治らない。
- ○ BPDは治療できない。
- ○ BPDの原因は悪い親にある。
- ○ BPDをもつ人はまともじゃなく、理解しがたい。
- ○ BPDは女性特有の障害である。

った信念を導きだしているのかもしれません。具体的にいえば、専門家の中には、すばやくBPDをもつ人を援助し、支持や安心を与える人もいます。このような反応を見ると、BPDをもつ人はまわりの人の注意を自分に向けさせたり、自分に対する援助を得ようとして自傷行動や自殺企図を行うのであると結論してしまうこともあるでしょう。この考え方の問題点は、その人の行動によってその人の意図を知ることはできない、ということです。例えば、仮にあなたが仕事に遅れないように急いでいて、赤信号を無視して道を渡っている歩行者にぶつかってしまったとします。BPDをもつ人が人の気を引こうとするために自殺行動を行うと決めつけるのは、あなたが赤信号を無視したのは歩行者にぶつかるためだったと決めつけるのと同じことなのです。もう一つの例として、大きなグラスいっぱいの水を飲んでいる女性を見かけたとします、その女性は喉が渇いているのだろうと思うでしょう。しかし、水を飲む理由はほかにもあります。喉が渇いていないとしたら、喉がいがらっぽかったのかもしれません、またはしゃっくりを止めようとしていたのかもしれません。あるいはお腹が空いていたのかもしれません。要するに、その理由はまったくわからないのです。こうして簡単に決めつけてしまうことで、まちがった結論に達してしまうことも多いのです。同じ法則がここにあてはまります。自傷行動や自殺企図によって人の注意を引く、または人の助けを求めているとわかっていても、患者がなぜそのような行動に及んでしまったのかはわかりません。第6章で説明するように、現に研究でも明らかになっていますが、他人の気を引くことが自傷行動や自殺企図の主な理由ではないのです。

さらには、人の注意を引きつけるには自傷行動のような過激な行動が唯一の方法だとわかったとしても、それを使って人の心を操っているというわけではありません。ひょっとすると、どうしてもほかの人から注目してほしいのだけれど、要求を満たす方法をほかに知らないのかもしれません。人は基本的にほかの人からの注意や関心を必要としています。もちろん否定的な注目よりも肯定的な注目を望んでいますが、ときには肯定的な注目を向けてもらえない場合もあります。そのようなとき、一般的にはまったく注目を浴びないよりも否定的な注目を浴びるほうを選ぶものです。人の支えや注意を得るために自傷行動や自殺企図をする人が操作的であるといってしまうと、人間の基本的欲求を見落とすことになります。

ここでは、ＢＰＤをもつ人は決して操作的ではないということを覚えていてください。彼らが起こす行動は、周囲の人にわかりにくい目的であっても、その人にとっては重要な意味をもっているのです。

俗説2「BPDをもつ人は暴力的で、他人を傷つける危険性が高い」

これはまちがっています。BPDについて映画やテレビでよく描写されますが、概してBPDをもつ人は暴力的ではありません。実際に人を傷つける可能性はきわめて低いのです。そのうえ、他人を傷つけなくてすむならどんな苦労も惜しみません。そればかりか、自分を犠牲にしてでもほかの人の機嫌をとります。BPDをもつ人はひとりぼっちになることが怖くて、人間関係を保つことに必死です。だから無理をしてでもほかの人に気をつかいます。人から見捨てられたり拒絶されるようなことはもってのほかなのです。

研究者の多くは、BPDをもつ人は他人を傷つけるよりも自分自身を傷つける場合がはるかに多いということに同意しています。メンタルヘルスの世界では、BPDをもつ人は怒りを外に向けるのではなく内側にためこむ傾向にある、と認知されています。私たちの経験では、BPDをもつ人は怒りを他人に向けるのではなく、自分自身を責める傾向にあります。さらには、自分自身を傷つける可能性が大きいのです。現に、BPDと反社会的パーソナリティ障害（ASPD）を区別する一つの方法として、怒りや危害を内側に向けるか外側に向けるかの程度があります。つまり、ＢＰＤは内面の怒りと自傷の危険性があると考えられ、反社会的パーソナリティ障害はまわりの人に怒りを向け暴力的になる危険性が多いとされています。

最後に知ってほしいのは、ＢＰＤをもつ人の多くは怒りの表現を恐れ、いかなる犠牲をはらっても怒りの体験や表現を避けようとするということです。これらの症状は子どものときに受けた虐待（ひどい身体的な虐待も）が原因になっていることもあります。極度の虐待を受けて、過酷な経験をじかに受けることで、何らかの怒りまたは攻撃性に関して我慢できなくなり、決して他人に危害を加えないようになる人もいます。攻撃性を避けるために自分のもつすべての怒りを中にしまいこみます。怒りへの恐怖をもつことやその怒りを発散できないこと自体（例えば、自分の弁解ができないとか、人生問題に対応できないなど）はよくないことですが、この事実で、ＢＰＤがとりわけ暴力的であるという俗説が誤りだということがわかるでしょう。

俗説３「ＢＰＤは一生治らない」

数年前まで、ＢＰＤは不治の病で、一度患ってしまうと一生つきあっていく障害である、と思われていました。患者にＢＰＤを背負わせ治療不可能であるとみなすことを恐れるあまり、なかには患者にＢＰＤの診断をしないという治療者もいました。しかし、現在では、この説が正しくないことは明らかになっています。回復する可能性が大いにあることもわかっています。さらに、躁うつ病よりも回復する可能性が高いことも、最近の研究で明らかになりました。[63] 治療法の発達だけでなく、ＢＰＤに関する知識が増えたことも貢献しています。第４章では、ＢＰＤの発展に関して最新の知識をより詳しく説明します。また、ＢＰＤをもつ人はどれくらいの期間で回復するかという最近の研究結果も要約していきます。今のところ、ほとんどの人が回復して自分たちが望む生活を送っています。ＢＰＤの診断を受けても、十分な希望があるという重要なことを忘れないでください。

俗説４「ＢＰＤは治療できない」

これは俗説３と関連していて、その理由も興味深いものです。現在知られているＢＰＤに関することがまだ明らかでなかった頃、多くの専門家はＢＰＤ治療の難しさを感じて、自分たちの治療法は効果がないからＢＰＤは治療不能だと判断してしまいました。どう思いますか、こういった考えは。ジムに通って二〇〇ポンドの重量上げができなかったからといって二〇〇ポンドは誰もがもちあげることのできないものだとあきらめてしまうようなものです。ＢＰＤ治療においても同じようなことがあったのです。以前の治療がただ効果的ではなかっただけなのだ、ということは今では明らかです[63]。その治療法はＢＰＤの分野に特化したものでもなく、ＢＰＤの原因をよく理解したうえでのものでもなかったのです。だから、単純に効果がありませんでした。患者やＢＰＤ自体には何の責任もありません。当時の治療に効果がなかったからといって、ＢＰＤが治療不能だということにはならないのです。実際に、ＢＰＤのために開発した治療法を受けた患者が短期間で驚くべき回復を遂げていることが知られています[7][64]。

厳密にいうと、効果的でいろいろなタイプのＢＰＤ治療法（認識、行動、あるいは精神分析など、重点をおいているところはさまざまですが）があることは事実です[63]。これらの治療法によって、意気消沈や不安といった症状だけでなく自殺企図や自傷行動といった行動を回避する可能性がほんの一年ほどで劇的に減少します[7][64]。さらに、三カ月間の治療であっても、有効であることがわかりました。精神面での症状や自傷行動が減り、全体的に見て日々の機能が改善したのです[35][43]。

俗説5「ＢＰＤの原因は悪い親にある」

以前多くのメンタルヘルスの専門家は、ＢＰＤの発症は幼少期の母親との関係に起因している、と考えていました。実際に、従来、心理学や精神医学の全般において、子どもが経験する多くの問題はその母親に責任があるとされました。この「悪い子育て」というまちがった考えは、多くの心理学の分野で改められてきましたが、しかし今でも、ＢＰＤの原因は虐待、育児放棄、または不適切な育児にあるとされています。

このような誤った考えについて、心に留めておきたいことがいくつかあります。まず、障害を引き起こす可能性を増やすもの（危険因子）と、この障害が生じてくるために必要なもの（必要因子）の間には違いがあるということです。ＢＰＤに関していえば、幼児期に虐待を受けているとその危険性が増す兆候は見られます。人によってはＢＰＤを進展させてしまうことがあるかもしれません。しかし、ＢＰＤをもつすべての人が虐待を受けていたわけではありません。現に、ＢＰＤをもつ人のほとんどには虐待された経験がないのです。育児放棄に関しても同じことがいえます。育児放棄によってＢＰＤの危険性は高まりますし原因になる可能性もありますが、やはりＢＰＤをもつ人すべてが親に育児放棄をされていたわけではありません。だから、保護者との間に悪い関係がなくてもＢＰＤになる可能性はあるのです。むしろ虐待とは無関係の原因がたくさんあるのです。これについては第3章で説明します。

ＢＰＤは、個性と成長過程で経験するストレスとの組合せで発症することが知られています。ストレスといってもいろいろあります。そしてその範囲は、深刻な身体的あるいは性的虐待から、患者とその家族間との不つりあいまでです。例えば、可能性のある一要因として、自分はまわりのみんなと違う面があると感じることです。例えば、自分がとても感情的で、ほかの家族は自制心が強い場合です。自分だけ性格の違う家族の中で成長するというのは非常にストレスがたまるものです。自分をやっかい者または部外者のように感じるようになることもあります。また自分が悪いのではないかと信じてしまう可能性もあります。ほかの家族から理解してもらえなかったり、あるいは家族とは物事の見方が違うこともあるでしょう。結果として、自分がほかの人とまったく違うことがとても悪いことだと思いこんでしまうこともあります。ある種のパーソナリティの特質と組み合わさることで、このようなストレス要因でさえＢＰＤを引き起こす可能性があるのです。

同じように、親が必要と思うほど子どものそばにいてあげられなかったり、親が望むほど子どものためにしてやれないとしても、親の育児がまちがっているとか、あるいは育児放棄しているということにはなりません。実際に、近頃の親の多くは子どもと過ごす時間が足りないと実感しています。なかには生活のやりくりに四苦八苦していたり、または日々やらなければならないことに追われていて、互いに時間がとれない家族もいます。このこと自体はＢＰＤの原因にはなりません。ほとんどの場合はＢＰＤと直接結びつきません。しかし、あるパーソナリティの特質がある人、または別のストレス（例えば、仲間との間で）を経験した人がこのような家族環境にいると、ＢＰＤを発症する可能性はあります。でもそれは、親が悪いからではなく、家族が単にこの子どもの特異的な要求に応えられなかったからなのです。

ですから、確かに子ども時代に虐待を受けたり育児放棄をされたことがＢＰＤを引き起こす原因にはなりますが、こういった経験ですべての人がＢＰＤを発症するわけではないのです。実際に多くの場合、家族はＢＰＤをもつ人を助ける努力を惜しみません。家族みんなで、人より傷つきやすく感情的に生まれてきた最愛の人を助けるために最善の努力をしています。

俗説６「ＢＰＤをもつ人はまともじゃなく、理解しがたい」

こんな考えは真実とはほど遠いものです。ＢＰＤをもつ人の多くはつらい痛みを感じて、激しくどうしようもない感情と闘っています。この苦しみは和らぐときもありますが、ときには必死で苦しみを抑えようとするために行動を起こしたり言葉に出してしまうこともあります。のちに後悔しますが、そのときは激しい感情の痛みから自分を解放するために必要な言動だったのでしょう。

前にも説明したように、長期にわたる問題や苦悩を引き起こしたとしても、すべての行動にはその人にとっての意味があります。苦しんでいない人には理解しがたいように思われますが、その時点では自殺企図や自傷行動、薬物乱用といった行動にさえ重要な意味があります。例えば、気分をよくする、感情的な苦痛を取り除く、あるいは苦痛から解放されるといった基本的欲求を満たすために、自殺を試みたり、薬物を使ったり、自分を傷つけたりします。頭がおかしいわけでも、理性をなくしているわけでもありません。これらの行動は短期間的には効果があるのです。問題なのは、長い目で見れば自己破壊的行為は深刻な状況を招くということです。

ＢＰＤをもつ人はほかの人と本質的に違わないということも忘れないでください。違う惑星から来たとか、ほかの人と中身が違うというわけではありません。さらにパーソナリティ特性は多かれ少なかれ皆さんがもっているパーソナリティ特性と変わりません。またBPDをもつ人に関連するパーソナリティ特性の一つとして、「神経症的傾向」があります。基本的には「否定的な感情」を意味します。どんな人でも、ある程度の否定的な感情を経験しているはずです。BPDをもつ人はその経験が人より強いだけなのです。

さらにBPDをもつ人に見られるパーソナリティ特性にはよい面もあるということを覚えておいてください。例えば、BPDをもつ人はほかの人よりも激しい感情を経験する傾向があるという研究結果が発表されています[50,58]。この場合、マイナス思考である否定的で不快な感情（悲しみ、罪悪感や恥ずかしさ）だけでなく、プラス思考の肯定的感情（興奮、幸せや喜び）もより激しく感じられるのです。強い感情を抱くことで、生活はより豊かになり、満たされ、刺激的になります。

最後に、BPDをもつ人の考え方によってはほかの人に理解しにくい部分もあるかもしれませんが、実際はその考え方は非常にわかりやすく、道理にかなったものです。BPDをもつ人は、他人が自分を拒絶したり見捨てたりするのではないかと考えたり恐れたりするときがあります。他人が自分をいじめようとするとか、わざと傷つけようとすると感じるときもあります。今となってはその考えは正しくないとしても、かつてそのような経験をしたのかもしれません。いいかえれば、何の前触れもなくこのような考えが浮かびあがってきたわけではないのです。私たちは自分の人生経験を通して、いろいろな状況または他人の行動を評価し、自分の考え方や見方ができてくるのです。ＢＰＤをもつ人の多くは実際に見捨てられたり拒絶された経験があるのです。だから、他人から見捨てられ拒絶されると恐れるのは当然のことです。このように予測するのは、自分を守るための自然な反応です。ＢＰＤをもつ人の考え方を理解しがたいとみなすことは、彼らが経験（虐待、無視、拒絶など）に基づいた考えで行動をしているという事実を否定することになります。実際には、その原因に目を向けてあげれば、ＢＰＤをもつ人の考えはとてもわかりやすいのです。

俗説７「ＢＰＤは女性特有の障害である」

基本的には、この考えはまちがっています。男性もＢＰＤをもつ可能性がありますし、実際に発症します。研究結果によると、ＢＰＤをもつ男性は女性と同じ問題を抱えて苦しんでいますし、男女で同じような症状が見られます。

ＢＰＤは男性にも起こりうるのですが、ＢＰＤと診断されるのは女性のほうが男性よりはるかに多く、男性の約三倍といわれます。[41] なぜこんな実例が出ているのかはわかりませんが、その理由がいくつか考えられます。

一つは、少年と少女の育てられ方に関係している可能性があります。子どもの頃、感情的で、その感情をはっきりと表現したり人間関係に頼ったりするのは女の子の性格だ、と教えられます。ですから、男の子はＢＰＤを連想させるようなものとは異なる方法で自分の感情を表現したり苦しみに反応したりすることがよくあるのです。その結果、ＢＰＤとは違う診断をされることになります。例えば、男性は泣かないで攻撃的に行動するかもしれません。またひとりぼっちの寂しさを人間関係で解消するよりも、薬物でその痛みを和らげる場合もあるでしょう。反対に、ＢＰＤの特徴の多くはいわゆる「女性的」特徴なので、女の子はそのような方法で感情を表現したり行動に移したりしてもかまわないと教えられるのかもしれません。

もう一つ、医師が女性をＢＰＤと診断して、男性をほかの障害（例えば反社会的パーソナリティ障害など）と診断することが多いのは単純に、男女の固定的なとらえ方にあるかもしれません。ＢＰＤは女性によく起こる障害だと思いこんでしまい、女性にはより頻繁にＢ

PDを診断し、男性の場合はBPDを見落としているのかもしれません。同じように、社会においてBPDの主な症状（感情的になることや人間関係に頼ること）が男性よりも女性特有のものであると受け止められているため、医師はBPDが女性に限った問題だと思いこみ、男性のBPDを見落としてしまうこともあるかもしれません。

まとめ

この章では、BPDに関して共通するいくつかの俗説や誤解に異議を申し立て、その誤りを指摘しました。もちろん、これが全部ではありません、おそらくほかにもあるでしょうが、ここではBPDに関して最も一般的で重大なまちがいを取り上げました。

BPDの研究は日々発展していますし、今日では、過去五〜十年前よりももっと詳しい情報が手に入ります。残念なことに、こんなに理解されているにもかかわらず、BPDに伴う偏見の度合いは増して、多くの根拠のない話が存在し続けています。おそらくＢＰＤを考えるうえで最も大切なのは、これがまさに人間の病気だということです。その核心においては、悪意がある、頭がおかしい、不合理である、または他人を無視するといった考えはまったくないのです。ＢＰＤは基本的な人間の欲求を満たすためのわかりやすい（ときには見当違いですが）行為に原因がある問題です。

ＢＰＤに関する考え方の誤りを指摘し続け、その原因や特徴を学習し続けることが大事です。それによって、ＢＰＤへの社会的見識を改善し、ＢＰＤに苦しむ人を助ける最善の方法をもっと理解できるようになるでしょう。

第3章——境界性パーソナリティ障害の原因は何か

この章では、これまでにわかってきたＢＰＤの原因について説明していきます。ＢＰＤの原因がすべてはっきりしているわけではないことを心に留めておいてください。しかし過去数年以上にわたる多くの調査によると、遺伝子、生物学、パーソナリティ特性やストレスが組み合わさった結果としてＢＰＤが引き起こされる、とされています。

ＢＰＤは遺伝するのか

ケーシーの家族は昔から、ほかの家族とは少し違った感じだった。ほんの些細なことにも過剰に反応してしまい、いつも何かに気を悪くしたり、イライラしたりしていた。ケーシーは母親の腕に傷跡やあざがあるのを見ることがあったが、それが何なのか、さっぱりわからなかった。彼から見れば、両親はジェットコースターに乗って日常を送っているようだった。けんかをしているかと思えば、そのすぐあとには互いに愛を語り合う。ケーシーは治療に行ったときに初めて、両親が自分と同じような問題をたくさん抱えていることを知った。

ＢＰＤは親から遺伝するのかどうかというのは、皆さんにとって重要な疑問でしょう。この疑問に答えるために、研究者は双子を対象に調査しています。基本的には、数組の双子の協力を得て、一卵性双生児と二卵性双生児の間で共有している障害の可能性を調べました。ご存じでしょうが、一卵性双生児は同じ卵子から産まれ、遺伝子を一〇〇％共有します。一方、二卵性双生児は異なる卵子から産まれ、五〇％の遺伝子を共有します。ですから、一卵性双生児のほうが二卵性双生児よりＢＰＤを共有している可能性が高ければ、ＢＰＤは遺伝性が高い（遺伝する）ということになるのです。

双子のＢＰＤ患者の調査例はとても少なく、その結果がはっきりしていません。ノルウェーで行われた最も大規模な調査では、一卵性双生児が両方ともＢＰＤになる確率は三五％で、二卵性双生児の場合、その確率は七％ととても低い数字になります。[108] これらの結果から、少なくとも部分的にはＢＰＤは遺伝する可能性があるということになります。また、ＢＰＤは五〇％の確率で遺伝するという研究結果もあります。[107]

ほかに、患者の一等親血縁者（両親や兄弟、姉妹）がＢＰＤをもつ確率を見る調査方法もあります。つまり仮にＢＰＤが遺伝するなら、ＢＰＤをもっている人の親兄弟もＢＰＤをもつ可能性があると考えられるからです。数回の調査で、ＢＰＤをもつ人の一等親血縁者が一〇～二〇％の確率でＢＰＤをもつという結果が出ています。[6] 低い数値だと思いますか。もしＢＰＤが遺伝性の強いものであるならば、ほとんどの一等親血縁者がＢＰＤをもつであろうと思われるかもしれません。しかし一般人口の中でのＢＰＤ出現率が一・六％であることを考えてみてください。一等親血縁者の出現率は一般人口の場合のおよそ十二倍に相当するのです。

遺伝子はどうなのか

遺伝率五〇％と仮定すると、もしあなたがＢＰＤをもっているとすれば、どんな種類の遺伝子を受け継いだのでしょうか。さて、これはきわめて複雑な質問で、今のところ明確な答えはありません。あなたの遺伝子の活動が環境に影響を及ぼします（あなたの行動に影響を及ぼすことにより）。そして環境が遺伝子の活動に影響を及ぼすという事実が、話をもっと複雑にしています。最近では、遺伝子によって、まわりの環境におけるストレスに敏感になると考えられています。別の言い方をすれば、遺伝子一つ一つはＢＰＤの原因ではありませんが、ある特定の遺伝子または遺伝子の組合せによっては、まわりの環境からストレスを受けるとＢＰＤに発展してしまうことがあります。単一遺伝子がＢＰＤの主要な原因になることはありませんが、ほとんどの場合、多くの異なった遺伝子が組み合わさることで精神的な問題に影響を及ぼします。

私たちの知る限りでは、ＢＰＤに関連した特定の遺伝子についての調査はまだ発表されていません。しかしヒト遺伝子の解読はどんどん進んでいますので、近い未来これらの調査結果が発表されることでしょう。現時点でできるのは、ＢＰＤに付随する性格の特徴を含む遺伝子の研究結果に注目することです。

●パーソナリティ特性、遺伝子、そしてBPD

ケーシーはいつも感情的で衝動的だった。実際に、その性格によって多くの友達に好かれていたし、高校では人気者だった。彼はほかの人がいやがるような危ない役まわりも率先して引き受けた。友達と一緒にバンジージャンプなどをするときもリーダー役を買ってでた。ケーシーは薬物もアルコールもいつだって手に入れることができた。彼には傷つきやすい一面もあり、軽く非難されても傷ついてしまうことがあった。彼の気持ちはあまりにも激しくて、怒っているときにも、楽しいときにも、不安なときにも、その感情を強く鮮明に感じてしまうのである。

ＢＰＤはパーソナリティ障害であるということから、ＢＰＤにはどのようなパーソナリティの特性が関係しているのでしょうか。では、パーソナリティ特性とは実際何なのでしょうか。パーソナリティ特性とは、生活全般でのさまざまな場面においても変わらない考え方、感じ方、ふるまいのことです。それは、自分という人を形成する大切な要素です。

「彼女はおもしろい人だ」「彼は人づきあいが上手だ」「彼は内向的な人だ」などとよく言いますが、これこそ、パーソナリティ特性に関しての発言なのです。

○衝動性とドーパミン遺伝子

ＢＰＤと関連するパーソナリティ特性の中に「衝動性」があります。とっさの思いつきで、物事を考えず、すぐに行動を起こす傾向です。[91] ＢＰＤをもつ人なら、衝動的な一面があることに気づいているかもしれません。結果的にどうなるか考えもしないで、すぐに決断を下したりします。例えば、危険なことなど予想もせずに、出会ったばかりの人と一緒にその人の家に行ってしまうこともあります。あるいは、思いつきでヤケ食いをしたり、また最悪の結末を何一つ思い浮かべずに薬物を使ってしまうこともあるでしょう。衝動性は、面倒なことを引き起こし、悩みの種になるＢＰＤの特徴の一つです。

現に、ＢＰＤをもつ人は別のパーソナリティ障害の人よりも衝動的になる傾向がありま す。[81] またＢＰＤをもつ人は「新奇探索傾向」（おもしろい、または奇抜な状況を求める傾向）のような、衝動性と似ている性格をもっている確率が高いようです。[5] 加えて、ＢＰＤをもつ人の衝動性は自殺企図に結びつき、衝動性が高い人ほど過去に自殺企図した経験が

あるといわれています。(14)

調査結果によると、ある種のＤＲＤ４（ドーパミン受容体Ｄ４）遺伝子をもつ人はドーパミン活性が低く、新奇探索傾向のような衝動性に関する特質をもっているようです。(28) ドーパミンとは、気分、快楽の経験や身体の動きの調整に関係している脳内の化学物質です。もちろん、すべての衝動的な行動がドーパミン遺伝子とつながっているわけではありませんし、今までのところ調査結果が決定的なものだというわけでもありません。(102) ＤＲＤ４とパーソナリティとの関連性を指摘する調査もあれば、そうでないものもあります。また、これまでにＤＲＤ４とＢＰＤの関連性を調べた調査はまだありません。将来的には、ＤＲＤ４遺伝子の研究は衝動性とＢＰＤに関する理解を深めるために役に立つことでしょう。

○否定的な感情とセロトニン遺伝子

ＢＰＤに関連したもう一つのパーソナリティ特性は、否定的な感情に対する脆弱性（傷つきやすいこと）です。その内の一つが「神経症的傾向」と呼ばれています。これは基本的に否定的感情を経験する傾向です。神経症的傾向が高い人は、日ごろから否定的な感情を経験しているでしょう。もちろんこれはＢＰＤの特徴の一つです（第２章）。ですから、

ＢＰＤをもつ人は、否定的な感情をよく抱くでしょう。

どんな人でも否定的な感情を経験することはありますし、ある程度の神経症的傾向も抱えています。ただ、なかにはほかの人より神経過敏な人がいます。ＢＰＤをもつ人はそうでない人より神経症的傾向の数値が高くなりがちだという研究者もいます[30]。ＢＰＤをもつ人は「危害の回避」（危険または危害のありそうな行動を回避する傾向）[5]や「不安」[30]のような神経症的傾向に関するパーソナリティ特性についても、その数値は高いそうです。ここまで十分に説明してきたので、こんなことにはもう驚かないでしょう。ＢＰＤをもつ人が非常に感情的であるということはすでに証明ずみです。強く否定的な感情を経験するのは決して悪いことではありません。その感情によってどのように行動するかが重要なのです。

このパーソナリティ特性にどの遺伝子が関係しているかを見つけるために神経症的傾向について調査している研究者もいます。なかには脳内化学物質のセロトニンが否定的な感情、抑うつ、不安や神経症的傾向に関係しているという考えがあります。セロトニンはとりわけ、気分、空腹感、体温、性的特性、睡眠や攻撃性をコントロールする神経伝達物質です。神経症的傾向の高い人はレベルの低いセロトニン活性と関連のある特定の遺伝子型をもっているようです（神経症でない人や同じような遺伝子型をもっていない人と比べてですが[60,61]）。ですから、この特定の遺伝子型をもっていることで、セロトニン活性の数値は低くなり、否定的な感情（神経症的傾向）のレベルはより高くなってしまうのでしょう。また、否定的な感情の傾向が高ければ、ＢＰＤを引き起こしやすいといえるかもしれません。

境界性パーソナリティ障害と脳

ケーシーは「いつも自分は何かがおかしい。物事に対して、ほかの人とは異なる反応をする」と治療者に話した。取り乱したときはいつでも、脳みそがコントロール不能状態になってしまうように感じる、と説明した。彼ははっきり考えることや、自分を落ち着かせることができなかった。また、自分の行動を抑えられなかった。脳の中にいる別の人間が自分を動かしているように感じていた。「ぼくの脳はほかの人の脳とは違うのですか。ただぼくがおかしいだけですか。それとも両方？」

ＢＰＤをもつ人は、自分の脳とＢＰＤをもっていない人の脳は別のものなのではないかと思ったことがあるでしょう。また、自分がまわりの人と異なる反応をすることに気づいているかもしれません。違った考え方をしたり、より激しい感情を抱いていたり、あるいは自分に起こる衝動的な行動を抑えるのに苦しんでいるかもしれません。もしそうだとしたら、単純にほかの人と違う種類の脳をもっているのではないかと思っても不思議ではありません。

けれど、そんな単純なものではありません。脳はとても複雑です。脳では多くの異なった構造や体系が互いに作用していることが、科学者の間で最近わかってきています。生まれたときから、または生まれる前から脳に違いがある可能性があります。あるいはその違いは長期にわたって変化してきた場合もあります。脳がどう機能するか、または脳の部位の大きさによってさえ、多くのことが影響されます。ＢＰＤをもつ人とそうでない人との脳の違いは、遺伝子に関わる可能性があります。または産まれる前、母親の中にいるときの不健康で不衛生的な状態（ストレスを感じる出来事、薬物、薬の服用、あるいはアルコール摂取）でも左右されるでしょう。さらに、幼児期、小児期あるいはその後に経験するストレスを起こす出来事、アルコールや薬物の乱用など、その他さまざまなことに脳は影響を受けています。

以下、ＢＰＤに関係する脳の部位について、いくつか調べていきます。これらの部位には、辺縁系《へんえんけい》や前頭前皮質《ぜんとうぜんひしつ》、そして視床下部《ししょうかぶ》・下垂体《かすいたい》・副腎軸《ふくじんじく》などがあります。

辺縁系と前頭前皮質

辺縁系とは、とくに感情、記憶や快楽を処理するのに必要な脳の部位です。辺縁系の脳構造には扁桃体《へんとうたい》と海馬《かいば》が含まれます。扁桃体は基本的に感情面での(脳)中枢です。感情的な出来事があると、扁桃体が反応して、盛んに働きます。一方、海馬は学習や記憶の面に関係しています。

今まで説明してきたように、ＢＰＤは感情的な障害です。ＢＰＤをもっていれば、おそらく激しい感情を経験することがあるでしょう。その感情は、ときには急変してよくなり、あるときは苦痛を伴うほど長い間続いてしまいます。また強い感情を抱くと、自分を落ち着かせるために大変な思いをします。ですから、研究者がＢＰＤをもつ人とそうでない人の間に扁桃体の違いを発見したことは不思議ではないのです。

研究結果によると、ＢＰＤをもつ人の扁桃体はそうでない人のそれより小さいようです。[92][104]

扁桃体のある特定部分は、感情的な刺激に過剰反応します。例えば、いろいろな感情（悲しみ、または怒り）をあらわした顔を見ているとき扁桃体がどんな反応をするかを観察した調査では、ＢＰＤをもつ人の左の扁桃体が強く活性化していました。[52]

また、ＢＰＤをもつ人の海馬はそうでない人の海馬より小さい傾向がある、という研究結果も出ています。[92][104] 興味深いことに、心的外傷後ストレス障害（ＰＴＳＤ）を抱える人たちの海馬も小さいといわれていますが、扁桃体と海馬の両方が小さいのはＢＰＤをもつ人だけです。

ＢＰＤに関係していると思われるもう一つの部位は、前頭前皮質です。この部位は、小さいけれども複雑で、多くのさまざまな機能と関連しています。前頭前皮質は、一八八〇年代のフィニアス・ゲージの事件でよく知られています。鉄道員だったフィニアス・ゲージは新しい線路を引く工事で作業をしていたとき、鉄の棒が前頭前皮質を貫通するという悲惨な事故にあいました。彼は奇跡的に回復し、わずかな身体的障害が残っただけで普通に生活することができました。しかし不運なことに、人格の部分に大きな変化があらわれたのです。社会的に不適切な行動によって定職にも就けず、決断力に欠け、怒りっぽくなりました。さらに事故後はとても衝動的になってしまいました。この一件から、前頭前皮質に関する研究が盛んに行われるようになりました。前頭前皮質の働きによって、私たちは行動をコントロールし、合理的な決断を下し、いろいろな選択肢を考えたうえで最も効果的なものを選ぶことができます。感情を取り扱うという重要な役割があるのです。[27]

実際に、前頭前皮質内での活性が扁桃体を含む辺縁系内での活性に影響を及ぼすという証拠があります。基本的に、前頭前皮質内の活性は、(脳)中枢内にある感情面の活性を抑制しています。ＢＰＤをもつ人がストレスの多い記憶を受けると、前頭前皮質のある特定の部分（前帯状皮質やその他の部分）で活性が低下することが研究で発見されました。[92] ＢＰＤをもつ人の前頭前皮質で活性が低下すると、前頭前皮質は扁桃体の活性を抑えるほどの働きができなくなる可能性があります。その結果、ストレスの多い出来事を経験すると、感情がコントロール不能になることがあるのです。

視床下部-下垂体-副腎軸

視床下部-下垂体-副腎軸（ＨＰＡ ax·is）はＢＰＤと関係のあるもう一つの脳の部位です。ＨＰＡ ax·isの中にある二つの脳構造は、視床下部と脳下垂体です。両方の部分でストレスに対する反応に影響を与えます。そしてＨＰＡ ax·is内部が高活性になると、コルチゾールと呼ばれるストレス・ホルモンが多く分泌されます。HPA ax-isを研究するとき、被験者から唾液サンプルをもらってコルチゾールの量を調べます。これはHPA ax-isの活性を測るための間接的測定です。一般的に、HPA ax-isが活発であれば、体系内のコルチゾールも多くなります。ですから、過剰に活発（あるいは非常に活発）なHPA ax-isは、生物学的ストレス反応が非常に活発であるということです。

BPDをもつ人は、ほかの人には大したことのないストレスの原因が自分には深刻になってしまうことがあるのに気づいているでしょう。極度の緊張を感じたり、ほんの些細な出来事にもイライラしてしまう自分に気づくたびに、つらい思いをしているかもしれません。例えば、コンピュータがうまく作動しなかったり、ゴミ出しを忘れたり、鍵を失くしたり、上司から批判を受けたり、コーヒーをこぼしてしまったりなど、生活していれば起こりうるような日々の面倒な出来事やストレスにさえもイライラしてしまうのです。いいかえれば、大げさなストレス反応を起こしてしまうことがある、ということです。

あるHPA ax-isの研究によれば、BPDをもつ人のコルチゾールは、BPDをもたない人と比較すると、過剰な反応を起こすようです。[37][62] 別の調査では、HPA ax-is内の活動過剰により自殺企図を起こしやすくなることがわかりました。[110]

もう一つ知ってほしいのは、ストレスが多く衝撃的な日常の出来事によって、コルチゾールの過剰反応やHPA axis内の活動過剰の可能性が高まることがあるということです。[18][29] なるほどと思うかもしれません。心が傷ついたり、精神的ショックを受けたりすれば、身体は「またこんなことが起きるかもしれないから準備しておこう」と自動的に備えるかもしれません。コルチゾール反応とは、ストレスに対する身体反応なのです。

ですからストレスの多い出来事を経験すれば、身体はしかるべき過剰反応を起こしてしまいます。前記のように、比較的軽い出来事（コーヒーをこぼすような）でも、イライラしてしまいます。このようなイライラはどんな人にでもときどき起こります。運転中、あるいは何かをこぼしたとき、コンピュータやコピー機がうまく作動しないときもイライラするでしょう。BPDの場合、より強く、より頻繁にイライラします。また、日常生活において過去に経験したストレスの生物学的作用がイライラの原因である場合もあります。

不運な人生の出来事──境界性パーソナリティ障害と環境

ケーシーは自分の生活をコントロールできなかった。恋人と別れたり、友人とけんかしたり、仕事をクビになったり、交通事故を起こすなど、彼の人生は崩壊寸前だった。子どもの頃に性的・身体的虐待を受けたわけではないが、両親から無視され、イライラを見せるといつも怒られていたことを彼は覚えている。おじさんが亡くなってケーシーが泣きやまないでいると、初めのうちはなだめてくれたが、少したつといい加減に泣きやむように言われ続けた。それでも彼が悲しんでいると、しまいにはどなられた。

すでに説明したように、ＢＰＤは複雑な障害で、その原因も複雑です。多くの事柄が関係してきます。加えて遺伝子、脳、パーソナリティ、特定の人生経験もＢＰＤの原因としてあげられます。つまり、遺伝だけではなく、どんなふうに育ったかがＢＰＤに影響を及ぼすのです。

氏と育ち

「氏と育ち」、つまり生まれつきの遺伝子的要因（氏）と育った環境（育ち）の論議を聞いたことがあるでしょう。率直にいうと、この論議は時代遅れです。研究では、氏も育ちもすべての精神障害に関係しているということです。さらに、最新の研究で人の遺伝子活性が環境に左右されることが明らかになっているように、氏と育ちを分けて考えることすらできないことがわかっています。(56) 環境は脳活性や生体系にも影響を及ぼします。ＢＰＤを引き起こす遺伝子や、脳、身体と影響を及ぼし合う環境要因について読み進めていく中で、この考えを心に留めておいてください。

トラウマ的体験と幼児期の虐待

最もたびたび議論されるＢＰＤの環境要因は、幼児期の虐待です。幼児期の虐待とは、不当な扱いを受けたり放っておかれたり、身体的・感情的または性的な虐待を受ける、あるいは成長過程で十分なサポートを受けられないことです。多くの調査では、とくにＢＰＤと幼児期の性的虐待との関わりについて指摘しています。その結果は調査によって異なりますが、今のところ、ＢＰＤをもつ人の約半数が幼児期に性的虐待を受けているという結果が出ています。(95)

幼児期の性的虐待がＢＰＤの一要因となりうるのでしょうか。とくに世話をしている人

（両親、保育士、または親戚など）が子どもに性的虐待をする場合、ＢＰＤを発症する危険性があります。より深刻な虐待は、ＢＰＤのより深刻な認知的症状や人間関係に関する症状と関係しているという調査結果もあります。(121)

ＢＰＤの認知的症状の中には、解離症状が含まれます。解離（訳注　過去のある時間、例えば数日間の記憶がなくなる、突然に家庭や職場からいなくなり、自分はいったい誰なのか、まったく思い出せない、外からの刺激に無反応で長時間ぼーっとしてしまう、手足を動かせず皮膚などの感覚がなくなる、二つ以上の人格が出てくる。上記のような現象以外にも、興味のない話を聞いているときにまったく別のことを考えたり、意識がどこかへ行ってしまう、白昼夢など、私たちも一般的に経験することがあります）とは、トラウマ的な出来事を受けた人によく起こる経験です。このような経験をすることで最終的には問題が生じるわけですが、そもそも解離症状が出現するのは、過去の虐待と関係しているストレスや情緒不安を和らげるためである、と私たちは考えています。

不信感（他人を信じられない、他人が自分を否定的に見ていると考えること）はもう一つの認知的症状です。もし子どもの頃に性的虐待を受けていたら、人を信じられなかったり疑ったりしてもしかたがないでしょう。実際に、ときには人を疑ったり、注意して接したりしたほうがよい場合もあります。

虐待と関連していると思われる対人関係における症状には、見捨てられる恐怖、見捨てられないように努力すること、不安定で雑然とした人間関係がよく含まれます。子どものとき、とくに母親や父親、または世話をする人から虐待を受けると、対人関係に安心するのがとても難しくなります。

自殺行動や自傷行動もまた、性的虐待と関係しています。当然のこととは思いますが、ある研究によると、ＢＰＤをもつ人の中でより深刻な性的虐待を受けた人のほうが、危険な自殺行動や自傷行動を起こしてしまうそうです[94][121]。

全体的に見ると、幼児期の性的虐待はＢＰＤの典型的な問題と関連しているという証拠（エビデンス）があります。しかしメアリー・ザナリニは、「幼児期の性的虐待だけでは、境界性パーソナリティ障害を発症する要因とはなりえない」と述べています（文献(122)一一〇五ページ）。ここでいえるのは、ＢＰＤをもつ人の中には、幼児期の虐待（とくに性的な虐待）と関係しているいくつかの問題を抱えている人もいる、ということです。

●ＢＰＤは心的外傷後ストレス障害の一種なのか

虐待とＢＰＤのつながりから、ＢＰＤは心的外傷後ストレス障害（ＰＴＳＤ）が複雑になった障害だと思っている人もいます。次の章で指摘するように、心的外傷後ストレス障害は恐ろしい、怖い、または極度のトラウマ的出来事を経験したあとに発症する障害です。心的外傷後ストレス障害をもつ人は、トラウマ的な思考、記憶、想像あるいは夢を繰り返し経験している可能性があります。その事件がフラッシュバックすることさえあります。つまり、トラウマが思いがけなく鮮明なイメージでよみがえって、当時の感情をもう一度思い出させるのです。性的虐待は心的外傷後ストレス障害につながるトラウマの一種です。

しかし、次のような理由から、私たちはＢＰＤは心的外傷後ストレス障害の一種ではないと思っています。まず第一に、ＢＰＤをもつ人のおよそ半数が幼児期に性的虐待を受けていません。そして五四％以上が心的外傷後ストレス障害の基準に達していません。[63]第二に、ＢＰＤをもつ人の中にはトラウマを経験していない人もいます。心的外傷後ストレス障害と診断されるには、ひどく大きいストレスを経験していることが条件です。第５章で説明しますが、ＢＰＤと心的外傷後ストレス障害は密接な関係があり、同じ経験によって発症する場合があります。しかしＢＰＤをもつ人すべてが心的外傷後ストレス障害であるというわけではありません。だから私たちは、ＢＰＤが複雑な心的外傷後ストレス障害の一種だとは思わないのです。人によっては、ＢＰＤは確かにトラウマが影響を与える障害ですが、心的外傷後ストレス障害とはまったく別の障害と考えてよいでしょう。

非承認的環境

実際の虐待に加えて、ほかの幼児期の体験もＢＰＤの原因となります。その一つに、成長過程での非承認的環境があります。「非承認」とは、ある特定な物事が、あるはずがない、合理的ではない、理解しがたい、また事実ではない、と伝えることです。「非承認的環境」とは、思考や感情があるはずはない、合理的ではない、理解しがたい、また事実ではないと伝える環境です。非承認的環境の中にいると、気が動転したときに叱られたり、非難を浴びたり、無視されたりすることもあります。[64] マーシャ・リネハンの理論[64]では、情動性と非承認的環境で過ごした幼児期とが組み合わさって、ＢＰＤをもつ人に多くの問題を引き起こします。

非承認的環境で育つと、ＢＰＤをもつ人が述べるところの多くの問題につながります。例えば、気持ちが乱れたときに親や世話をする人に叱られたり怒られたりすると、自分の感情を表現できなくなることもあります。現にリネハンによると、ＢＰＤをもつ多くの人が自分の感情を恐れてしまうそうです。同様に、自分が傷ついたり、または友人からばかにされるような呼び方をされて気持ちが乱れ、そのことで親に怒られると（例えば、「そんなことで泣かないの！　そんなに困ることないじゃない。部屋に行ってなさい！」など）、自分の感情がおかしいのではないかと悩み始めることもあります。困らなくてよいと言われれば、困った自分を疑いだすかもしれません。そもそもこんな感情を抱いてしまう自分がおかしいのではないかと思いこんでしまうのです。確かに、ＢＰＤをもつ人が自分自身や自分の感情を信じられなくなるのはよくあることです。そしてあまりに感情的になり、自分自身を承認できずに叱ったりします。

非承認的環境では、自分について思っていることや自分自身のとらえ方と違う反応が返ってくるので、その環境にいると手に負えない状況に追いこまれることがあります。人間は自分の考え方や感じ方と同じような反応を好むといわれています。[103] 自分の考え方や感じ方とよく似た反応を得ることで落ち着き、物事の筋が通っている気になるのです。反対に、自分の経験と一致しない反応が返ってくると、気持ちが揺らぎ混乱します。例えば、自分について否定的な考えをもつ人は、ほかの人からも肯定的な反応より否定的な反応を受けたほうがより落ち着くそうです。[103]

同じように、誰かが自分の感情を非承認にすると、感情はより強くなって、コントロールできなくなります。もしも自分の兄弟が亡くなったとします。泣いているときに、友人に「おい、そんなに仲良くなかったじゃないか。どうしたっていうんだ」と言われたら、おそらくイライラして、悲しくなって、言葉を返したくなるでしょう。その友人に自分の気持ちをわかってもらおうとして口論になったり、または自分の悲しみをもっと強く表現したりするかもしれません。逆に、その友人といるときは自分の感情を押し殺してしまうかもしれません。BPDをもつ人はよく、感情を押し殺したり爆発させたりする間を行ったり来たりします。これは、頻繁に感情を非承認された結果なのです。

前述のように、感情をコントロールするのが難しいのは、BPDの大きな特徴の一つです。そして、非承認的環境下では、感情の扱い方を覚えることは無理なのです[64]。自分の感情が正しくないとかずれているとか言われると、どうにかして感情から逃れたくなります。その結果として、自分の感情が怖くなってしまうのです。このような状況にいたら、気持ちが乱れると自分自身を責めてしまうでしょう。BPDをもつ人の中には、このような悪循環に苦しんでいる人もいます。感情を強く表現するか、または相手がいやがることをしてしまい、自分のしたことを恥ずかしく思って自分に罰を与えます。そうすることで、自分の大事な人に叱られないようにするのです。

愛着に関する問題点

もう一つの環境的問題は、「愛着」です。つまり、ほかの人との感情的な結びつきがうまくいかないことです。多くのメンタルヘルス専門家は、ほかの人に健全な愛着をもつことはよいメンタルヘルスや満足のいく人間関係を続けるのに必要不可欠なことだ、と考えています。強く安定した愛着を抱くことは、生きていくスキルを発達させるための基本であるとさえ思っています。

研究者は、人がどんな愛着を抱いているかを見つけだす効果的な方法を展開してきました。例えば、母親と子どもを部屋に連れてきて、母親だけが部屋を出て、子どもはしばらくの間見知らぬ人と過ごします。そこで愛着について調べます。これは、「慣れない状況のパラダイム」と呼ばれています。[(1)] 母親に対して健全で強い愛着（安定した愛着）をもつ子どもは、知らない人と一緒でも母親と一緒でも、自分がいる環境を活発に動き回るでしょう。また母親が近くにいれば知らない人にも人見知りしないかもしれませんが、幼児が見知らぬ人よりも母親を選ぶのは明らかです。さらに、母親が見えなければ不安になり、戻ってきたときに身体的な安心感を求めるでしょう。愛着のしっかりした子どもをもつ母親は敏感で、常に子どもの感情的な要求に応えます。

ＢＰＤをもっている場合、非承認的人間関係が多いと安定した愛着をつくりだすことが難しくなります。(95) 例えば、ある調査では、ＢＰＤをもつ人は自分の親のことを無関心、虐待的、または支配的だと表現したそうです。(85) ケネス・シルクらは、こうしたタイプは前述した非承認的環境と似ていると指摘しています。(95)

ある専門家によると、両親との関係が困難な人は、不安定な愛着を抱いてしまうと考えています。不安定な愛着をもつ子どもは、母親に対して矛盾する反応を示します。母親と触れ合うのを避けたりあるいはいやがったり、逆に近づいてみたりすることを交互に繰り返します。このような子どもはまた、ぼんやりしているように見えたり、混乱や不安になりやすいのです。このタイプの愛着は、虐待を受けた子どもでよく見られます。(4) ちょっと考えてみると、不安定な愛着はＢＰＤによく似ています。ＢＰＤの症状の一つに、身近な人に関しての気持ちが行ったり来たりする、というのがあります。例えば、あるときは相手が世界でいちばんすばらしい人だと思い、またあるときはこんなにうっとうしくてひどい人はほかにはいないと思うのです。また、ほかの人間関係でも混乱して、矛盾した感情を抱いてしまいます。ここで肝心なのは、世話をしてくれる人との経験がＢＰＤの問題の原因になっている場合があるということです。

ＢＰＤが長引く原因

ＢＰＤを引き起こす原因に加えて、ＢＰＤを長引かせる原因を知っておくことも大切です。ＢＰＤがなぜ長引くのかは明らかになっていません。しかし、以下のような要因が考えられます。

混沌とした、または有害な人生の出来事

一つの要因として、混沌とした、または有害な人生の出来事があげられます。私たちの経験から、ＢＰＤをもつ多くの人は耐えきれないぐらいたくさんの不愉快でストレスの多い出来事や困難な問題に直面しています。一週間くらいの間に、仕事を辞め、家族が亡くなり、交通事故に遭い、最愛のパートナーに見捨てられ、階段から落ち、人前で恥をかく、などの経験をした人たちを見てきました。(16) マーシャ・リネハン(64)は、この傾向を「止むこと

のない危機」と呼んでいます。どうでしょうか。自分でも気づいているかもしれません。また、生涯、災難が終わらないと感じているかもしれません。次々に災難が起こり、立ち直ったり受け止めたりする暇もなく、また次の惨事に出くわすのです。

ＢＰＤをもつ人は、どのようなストレスを最も頻繁に感じるのでしょうか。おそらく他人との衝突が最も一般的なストレス要因だと思います。これが自傷行動や自殺行動の引き金になります。[111] さらに、拒否されたり、失敗をしたり、ひとりぼっちになってしまうことが精神的苦痛の引き金になるという研究結果もあります。[99]

混沌とした、またはストレスの多い出来事が絶えず起こると、問題はそのまま続きます。いつもストレスの多い状況にいれば、すぐイライラしたり感情的に傷つきやすくなったりして、人生に立ち向かうのに必要な精神力が欠けるのは無理もないことです。結果として、その穴を埋めるために、自傷、薬物使用、自殺企図という行為に走ってしまうのです。

現に困っていると、一時の衝動に駆られたり、危険な行動をしてしまう可能性が高いのです。[106] 気が動転すると、それを取り払うのに精神力を使いきってしまい、衝動的な行動を抑制しなければならないときには精神力など残っていないのです。[82] ウェイトトレーニングを考えてみましょう。ダンベルを上げ下げしている間に重りを加えたり、また疲れきってしまったら、ダンベルを落とす確率は高くなるばかりです。同じように、ストレスの多い出来事に絶えず直面していれば、精神力を使い果たしてしまい、自殺企図や自傷、または薬物へと走ってしまうのです。

強化——問題行動もときには効果をもたらしてしまう

ＢＰＤが長引くもう一つの要因は、ＢＰＤをもつ人が起こす有害な行動でも短期間ならば非常に有効であるという事実です。ＢＰＤの特徴の一つである「行動調整不全」（31ページ）を思い出してください。調整不全には、暴飲、危険なセックス、薬物使用、アルコール、無謀な運転、自殺企図、自傷などがありましたね。問題なのは、少しの間ならこういった行動で感情を和らげることができるということなのです。効果的な行動を見つければ人はそれを繰り返すのではないか、と私たちは考えています。

このようなことを、心理学者はよく「強化」といいます。強化とは、似たような状況でまた同じことをする見込みがあることです。例えば、相手に批判されて、とても恥ずかしくなったとします。もしリストカットをして、しばらくの間落ち着いたなら、次に相手から同じような批判をされたときにはリストカットをして気を紛らわせるでしょう。恥ずかしさを和らげる効き目を〝強化してくれる〟のがリストカットという行為なのです。

ＢＰＤに付随するたくさんの行動がこのように機能しています。例えば、アルコール摂取、さまざまな薬物の使用や暴食によって、短期間なら悩みは少しは緩和されます。何か不愉快なことを取り去る行動によって、「負の強化」として効果があらわれるのです。このような行動を続けるのは、否定的なもの（精神的苦痛など）を排除できるからです。また、薬物を使用したり、自分を傷つけたり、または危険を冒すことで、絶頂感、リラックス、幸福感、または興奮状態になれるのです。この場合、こういった行動をすることで何らかの快楽が得られ、「正の強化」としての効果が見られます。これらの行動を続けるのは、その行動を超越した肯定的なものが得られるからです。ある意味では、正、負どちらの強化もＢＰＤを長引かせているように思われます。でも幸い、こういう行動をとらなくてもこのような強化は止まります。そうしたら、別な手段を探して、もっと調子がよくなり、人生を楽しめるようになるのです。

ＢＰＤの悪循環

想像したとおり、行動の「強化」は悪循環を招きます。まず、とてもストレスの多い出

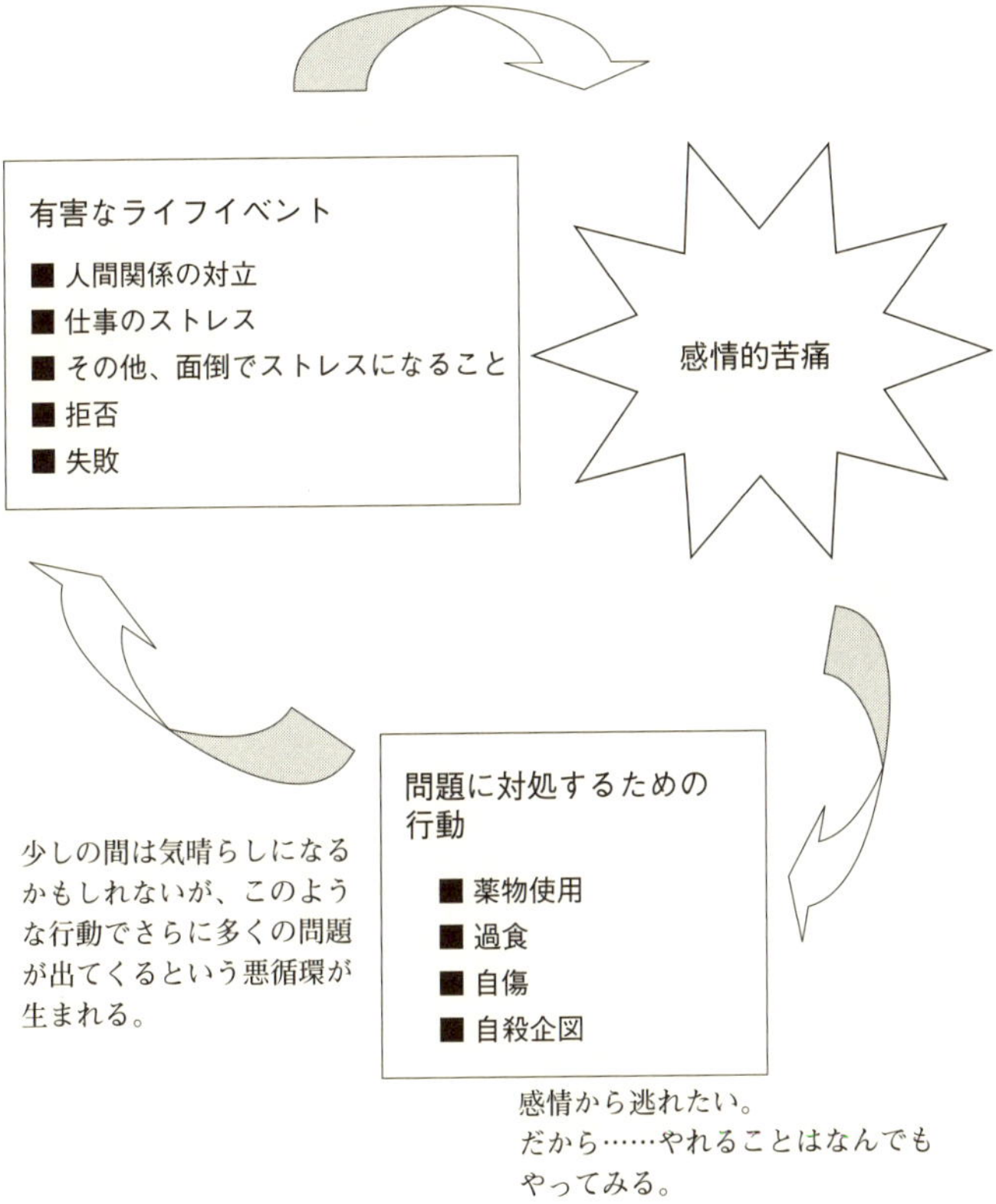
有害なライフイベント
■ 人間関係の対立
■ 仕事のストレス
■ その他、面倒でストレスになること
■ 拒否
■ 失敗
感情的苦痛
問題に対処するための行動
■ 薬物使用
■ 過食
■ 自傷
■ 自殺企図
少しの間は気晴らしになるかもしれないが、このような行動でさらに多くの問題が出てくるという悪循環が生まれる。

感情から逃れたい。

だから……やれることはなんでもやってみる。

図1　BPDを長引かせる悪循環

来事を経験し（例えば、誰かに拒絶されるなど）、次に精神的苦痛を感じます（恥ずかしさ、悲しさ、おそらくは怒り）。BPDをもつと、気分を晴らす方法を探すのに苦労するでしょう。ですから自傷、薬物、またはアルコールのようなものに頼ってしまうのです。確かに、飲酒、薬物、または自傷をしたあと少しの間は、気が晴れるかもしれません。しかしこのようなことをしても、拒絶されたという問題の解決にはなりません。さらにより多くの問題やストレスを引き起こしてしまいます。そして、次にストレスがたまったとき、いったい何ができるでしょう。前とまったく同じ問題行動を起こしてしまうのがおちです。この悪循環について、図1を見てください。

まとめ

たくさんの異なった要因が複雑に入り混じってお互いに反応し合うことで、BPDが引き起こされ長引いてしまいます。研究者は、そのパズルを解明し始めています。現在、最も重大な環境的および生物学的な原因についてわかってきました。次に、この章で皆さんに覚えてほしい主要な点をまとめました。

- ❑ＢＰＤの生物学的な原因として、遺伝、遺伝子、脳部位の大きさや機能（扁桃体、海馬、前頭前皮質）、ドーパミンやセロトニンのような神経伝達物質などがある。
- ❑ＢＰＤのパーソナリティの特徴として、感情の弱さ、神経症的傾向や衝動性がある。
- ❑ＢＰＤの環境上の原因として、幼少時のトラウマ、非承認的環境、愛着に関する問題がある。
- ❑ＢＰＤを長引かせる要因として、有害な人生の出来事や調整の効かない行動への強化などがある。

第4章——境界性パーソナリティ障害は治るのか

境界性パーソナリティ障害の経過

　エイミーは自殺を図り入院することになった。そのとき、精神科医にBPDと診断された。初めは少し気持ちが軽くなった。自分の抱えている問題や痛みにやっと名前がついたからだ。同時に、ひとりじゃないと思った。ほかにも似たような問題をもっている人がいるにちがいない。しかし、数週間ほどたって、彼女の心配が始まった。本当のところ、BPDってどういうことなの？　一生背負っていかなければならないものなの？　治るの？　彼女はすぐに情報を探し始めた。

精神障害に苦しんでいるときは、その障害が進んでいくときにどんなことを予想しておいたらよいかを知っておくことが大切です。精神障害と診断されるのはとても怖いことです。第一に、前述したように、精神障害をもつ人に向けられる世間の反応はいつも良識的であるとは限りません。さらに、ＢＰＤがどのくらい続くかについての情報は決して十分とはいえません。人間にとって最も恐ろしいのは予測不可能なことです。ＢＰＤがどのくらい続くのかわからない。治るかどうかわからない。本当に怖いことですね。ガンや心臓病と診断された場合は、どのくらいで治るのか、どの程度大変なのか、どの症状が先に消えていくのか、そしてどの症状が長く続くのかが予測できます。

単純に、障害がどう進むか、どう変わっていくか（それとも変わらないか）わかっていると、予測不能な部分がいくらか減り、恐怖感が軽減され、その事実を受け止めやすくなります。そのうえ、予想されることがわかっていれば、これからのことを計画したり、もっとうまく対処できるように準備することもできます。このような理由から、長期にわたって変化が期待できる症状や長続きする症状も含めて、回復の兆しがある情報をできるだけ多く集めておくことが重要なのです。

つい最近まで、ＢＰＤは治らないものだと思われていました。ＢＰＤが「パーソナリティ障害」と呼ばれている所以です。もしＢＰＤがパーソナリティの一部だったら、きっと変わることができない、一生治らない、というのが根本的な考え方でした。ある意味では、理にかなっています。パーソナリティが一生涯変わらないとしたら、パーソナリティ障害も同じはずです。

しかし今では、パーソナリティ障害は不治のものではないとわかっています。事実、ＢＰＤのような障害は長期にわたって変化する（または回復する）と見込むのがいちばん正確な考えです。パーソナリティ障害が治るという考えは比較的新しく、多くの一般的な俗説とは立場を異にしています。ですから、この章を読んで、ＢＰＤから立ち直るための展望（または経過）についての確かな情報をきちんと得ることが大事です。

もう一つ頭に入れておいてほしい重要な点は、長期にわたってみれば、それぞれの病状は安定性という点でさまざまであるということです。ある症状が長引いて、ほかの症状は良くなったり悪くなったり、ある時期には消えてしまうことさえあり得ます。ですから、比較的早く変化する症状もあるし、まったく変化しない症状もある、と思っていてください。変化する症状と変化しない症状がわかっていれば、回復へ向けての希望がもてるでしょう。

ＢＰＤの経過――回復するまでの期間

　かつてメンタルヘルスの専門家は、ＢＰＤは治る見込みのほとんどない生涯続く障害である、と考えていました、この信念は単に正当な理由のない仮説や事例に基づいたものでした（例えば、快方に向かわなかったＢＰＤ患者をもった治療者が出した見解、など）。科学的研究の根拠もまったくありませんでした。現に最近まで、ＢＰＤがどのくらい続くかという科学的研究はされていませんでした。この二十年ほどの間に、研究者は、この障害が時間の経過の中でどのように変化するかなど、観察し始めました。ＢＰＤをもつ人を長期間追跡して、どのように、いつ回復するかを観察したのです。二つの長期にわたる調査結果で、希望がもてるようになりました。簡単にいうと、かつて人々が抱いていた不変で不治であるというＢＰＤ信念が完全にまちがっていることが明らかになったのです。

　具体的にいうと、ＢＰＤで入院している人が六年後にはこの障害の基準を満たさなくなった、という多くの証拠（エビデンス）があります（いいかえれば、寛解状態にあるということです）。メアリー・ザナリニらの研究(117)では、精神的問題で入院しているＢＰＤをもつ人の三五％が二年後にはＢＰＤの基準を満たさなくなっていることがわかりました。そのうえ、元入院者の約半分（四九％）は四年後にＢＰＤ基準を満たさなくなりました、そして六年後には六九％の人が基準を満たさなくなったのです。実際に六年以上の調査の経過を見ると、七四％強の人がＢＰＤ基準を満たさなくなりました。同様に注目すべきなのは、基準値以下になった人のほとんど（九四％）が再び基準を満たすことはなかったという点です。つまり、一時的に寛解した人が再発することはほとんどなかったのです。多くの人が完全に治りました。これはＢＰＤの特別な治療成績を目的とした調査ではなかったことを覚えておいてください。調査過程でほとんどの人は精神治療を受けていましたが、その治療の種類はさまざまで、全員が六年間ずっと治療を続けていたわけではありません。実際、まったく治療を受けていなかった人もいます。これがなぜ大切かというと、ＢＰＤのための最新で特別な治療がなされなくてもＢＰＤをもつ人が最終的にはよくなったからです（治療法については第8章と第9章で詳しく説明します）。

このほかにパーソナリティ障害および大うつ病をＢＰＤの経過進行と比較した調査があります[45][97]。研究を始めてから七年後に発表されたのですが、二〇〇三年のザナリニらと似たような結果が出ました。具体的にいうと、ＢＰＤをもつ人の半分以上が最初の二年以内の調査段階で基準を満たさなくなりました。この結果でまだ希望がもてないなら、次のような報告に注目してください。ＢＰＤをもつ人の二五％以上が、一年以上たってほぼ症状がなくなった、つまりほぼ完全に回復したというのです。(36) またこの調査では、ＢＰＤをもつ人の一〇％が六カ月以内にその基準を満たさなくなったことがわかりました。(97) ＢＰＤは接着剤や刺青《しせい》のように消すことができず、いつまでもまとわりついている、という考えとは裏腹に、実際は誰もが思う以上に変化するものなのかもしれません。

実際のところ、ＢＰＤはほかのどの精神障害よりも希望がもてるかもしれません。例えば、うつ病や躁うつ病のような障害は人生で何度も繰り返されることがよくあります。一方、ＢＰＤの場合、立ち直ったあと同じ症状が戻ってくることはほとんどありません。

これはうれしいニュースです。もちろん六年で治るという確率が一〇〇％なわけではありません。ですから、回復を妨げる、もしくは遅くするようなことがあることも認識しておきましょう。例えば、ＢＰＤ以外の障害がある場合は治りにくいのです。そして、次の章で説明しますが、ほかのさまざまな障害が頻繁に併発しやすいことも事実です。これは、ＢＰＤの「但し書き」として考えてください。つまり、〝ＢＰＤを購入すれば、予想外のものもついてきますよ〟ということです。

では、どんなことがＢＰＤの回復の妨げになるのでしょうか。次を見てみましょう。

ＢＰＤの回復の妨げになる要因

エイミーはどこから始めればよいかわからなかった。彼女は自分に問い続けた、「あとどの程度耐えられるのか」。ＢＰＤだけじゃ足りないかのように、うつ病にも苦しみ、夜に飲みつぶれてしまうこともある。飲みすぎたり、うつ病が悪化したりと、こんな状態で治療に必要な体力とやる気を出せるのだろうか、と悩んだ。またこんなふうに思うことも多かった、こんなにたくさんの問題をいっぺんに抱えていなければどんなに楽かしら、と。

ここでの内容を要約すると、次のようになります。問題が多ければ多いほど、それぞれの問題に取り組むことが難しくなります。一般的に、ＢＰＤをもつ人が別の精神障害ももっているとＢＰＤの治りが遅く、治療がより複雑になります。いくつかの障害がＢＰＤからの立ち直りを著しく妨げてしまうのです。

物質使用障害

ＢＰＤの回復を妨げる最も大きな要因は物質乱用です。この問題は、「乱用」と「依存」の二つに分けられます。「乱用」では、アルコールまたは薬物の使用が原因で生活が困難になります。「依存」では、常にアルコールや薬物を使うことで頭がいっぱいになり、アルコールや薬物のためなら何でもしてしまうこと、またアルコールや薬物の許容量が高まること（つまり、アルコールや薬物を多量に摂取しても極度に酩酊しない）も含まれます。先ほど説明したＢＰＤ患者の調査で、物質使用障害を伴っていない人のほうが四倍近い確率でＢＰＤ基準を満たさなくなったことがわかりました。[116]

このことから、物質使用障害はＢＰＤが快方へ向かう妨げになることがわかりました。このような結果になった理由は確かではありませんが、一般的に物質使用はほかの問題と重なると、いろいろな面で悪い影響を及ぼします。物質使用に伴う問題は、ＢＰＤの問題と重なる場合もあります。例えば、物質使用によって危険な無謀で行動を起こしたり、より感情的になったり、人間関係に問題が生じたりします。ＢＰＤと似ていますね。皮肉にも、ＢＰＤをもつ人の多くが、実際にこういった問題を回避しようとして、感情的な苦痛から一時的に解放されるために物質を利用します。しかし結果的には、物質を利用しても、同じ問題を悪化させるだけなのです。

心的外傷後ストレス障害

頻繁にＢＰＤに付随してＢＰＤの回復を複雑にするもう一つの障害が心的外傷後ストレス障害（ＰＴＳＤ）です。[116] 第3章で説明したように、心的外傷後ストレス障害は過去のトラウマ的な出来事を経験することであらわれる障害です。これら二つの障害がたびたび関連して起こるのは、ＢＰＤをもつ多くの人が人生において幼児期の虐待のようなトラウマ的な出来事を経験しているからです。だからＢＰＤをもつ可能性の高い人は、同じきっかけで心的外傷後ストレス障害をもつ可能性も高いといえるのです。

心的外傷後ストレス障害がＢＰＤの回復の妨げになっている理由ははっきりしませんが、いくつかの説があります。第一に、心的外傷後ストレス障害とＢＰＤの両方をもっているとしたら、成長過程で受けたストレスは極端で深刻なものだったでしょう。前述したように、たくさんの種類のストレスを与える経験がＢＰＤを引き起こします。家族の中で孤立している感覚あるいはあまり気にかけてもらえなかったというような比較的軽い経験や、性的虐待のような身体的で深刻な経験までいろいろです。とにかく、その範囲は広いのです。しかしトラウマ的出来事を経験していなければ心的外傷後ストレス障害にはならないので、おそらくＢＰＤと心的外傷後ストレス障害をもつ人は成長過程でこれ以上ないような深刻でストレスの多い経験をしている可能性があります。両方の障害をもっているということは、かなりの困難を克服したという徴候かもしれず、トラウマ的な経験がなぜＢＰＤから回復する妨げになるのか、説明がつくでしょう。

心的外傷後ストレス障害がＢＰＤの回復を複雑にするもう一つの可能性は、心的外傷後ストレス障害に付随する問題がＢＰＤの中に見られる問題と似ているということです。同じ問題が二倍になることで、その問題を扱うのがより難しくなります。もし誰かが勝手に家に入ってきて、買ったばかりのテーブルをハンマーで壊したら、ひどく腹が立つでしょう。そのテーブルを修理して気持ちを切りかえたとしても、それが何度も繰り返されたらテーブルを修理することはだんだんと難しくなります。同じように、心的外傷後ストレス障害に付随する問題はＢＰＤの問題と似ているので、それぞれの障害がお互いの問題と混ざり合ってしまうのです。例えば、前述したように、おおぜいの人がＢＰＤの中心問題の一つである「感情調整不全」（26ページ）に悩まされています。感情調整不全も心的外傷後ストレス障害の一部なのです。もし両方の障害をもっているならば、二倍の感情調整不全が見こまれます。そしてどちらの障害の回復もより難しくなってしまうのです。

また回避の問題が生じることも懸念されます。心的外傷後ストレス障害をもつ人は経験したトラウマを思い出させるような状況や考えを回避しようとします。同様にＢＰＤをもつ人も感情に対処するために回避します。回避によって問題に向き合うことを避けることができるので、二倍の回避効果がＢＰＤからの回復をより困難にさせるのです。以下に説明するようにＢＰＤから回復するには積極的に問題解決に取り組むことが大切なので、どんな回避でも快方を妨げることになります。

気分障害と不安障害

気分障害と不安障害の存在、とくに大うつ病やパニック障害もまたＢＰＤの回復を難しくします。[116] もしどちらかの障害をもっていたら、ＢＰＤだけをもっているよりも感情的に傷つきやすいか、あるいは感情を抑制するのが難しい可能性があります。ＢＰＤから回復するのに少し時間がかかってしまうことが、これで説明できるでしょう。また心的外傷後ストレス障害と同じように、パニック障害やうつ病をもつ人も自分の感情を避けるためにいろいろなことをします。例えば、パニック障害をもつ人はパニックを起こすおそれのある場所には近づきません。誰でも、ときには不安やその他の感情を避けようとしますが、感情を避けたり、または感じないようにすれば、かえって状況を悪くするだけです。この問題を抱えているならば、不安な感情や不安になりそうな出来事を避けようとすればするほど、人生がより恐ろしくなっていくことに気づくでしょう。気分障害や不安障害と回避との関係について、もう一つ事例があります。落ちこむと、他人との関係を断ち切ったり、自ら孤立したりするようになります。基本的に積極的な行動を回避します。しかし、落ちこんでいるときにすべきなのはまったく反対のことです。もっと積極的になるべきなのです。[54]うつ病や不安障害（パニック障害など）は、ＢＰＤの回復の邪魔をするのです。なぜなら、これらの障害に伴う回避という行為によって、感情的苦痛に火がつき、回復に役立つはずのことができなくなってしまうからです。

ほかのパーソナリティ障害

最後に、ほかのパーソナリティ障害の存在もＢＰＤの回復の妨げになっているようです。

具体的には、ＢＰＤをもつ人が不安恐怖パーソナリティ障害の基準をも満たしていると、六年たってもまだ基準を満たしている可能性が高いようです。[118] ＤＳＭ-Ⅳ-ＴＲによると、不安恐怖パーソナリティ障害と考えられるのは以下のものです。

○回避性パーソナリティ障害――対人関係においてひどく臆病になる特徴がある。自分に欠点が多いと感じ、他人からの不満や拒絶を恐れ、他人からの否定的な評価に過剰に反応する。

○依存性パーソナリティ障害――面倒をみてもらうことを強く望み、人から離れられたり見捨てられたりすることを恐れる。〝慢性的甘えん坊〟、または人間関係では服従する立場につながる。

○強迫性パーソナリティ障害――物事を強い秩序性や完璧主義でコントロールする特徴がある。そのコントロールが極端で広範囲なため、寛大さや柔軟性に欠けてしまう。そして、物事を効率的にこなせなくなる。

なかには、それぞれのパーソナリティ障害の内面に抑制されたり起伏の激しい感情が潜んでいる、と提言する人もいます。激しい感情を抑えている人は、新しい展開に警戒したり不安になったりする傾向にあります。そして恥ずかしがることが多く、とくに人見知りをします。それでは、激しい感情を抑えることが、ＢＰＤからの回復をどのように妨げるのでしょうか。ＢＰＤの回復には大変なことがたくさんあるのです。回復には多くのエネルギーが必要になり、個人的にはリスクも大きいのです。進んで援助を求め、自分のことに素直になったほうがＢＰＤからの回復が楽になります。生まれつき内気で心配性な人にとって、回復への道を進もうと決心してエネルギーを高めていくのは大変なことです。多少行動的で積極的な人のほうが、ＢＰＤを治すには有利といえるでしょう。

　生まれつき内気な性格だとしたら、このことはどういうことを意味するのでしょうか。ＢＰＤから回復できないというわけではありません。けれど、回復が難しくなるため、ほかの人より自分を駆り立てる必要があります。自分が生まれつき内気だとわかっているなら、より行動的になって、必要な援助を求める気持ちを出すために、ここで学んだことを参考にしていただきたいです。

変化するＢＰＤの症状

前に説明したように、ＢＰＤの症状は主に五つのカテゴリーに分類されます（26ページ）。感情、人間関係、認識、同一性（自我）、そして行動です。ＢＰＤをもつほとんどの人は、これらすべての面で苦しんでいます。つまり、感情、考え方や人間関係に問題があるのです。そのうえ、たびたび危険な行為をしてしまいます。こういった症状のいくつかは、パーソナリティの一部と考えられているかもしれません。例えば、昔から感情的で、今でも感情的である人もいるでしょう。それ自体は別に悪いことではありません。問題なのは、自分の感情に対処するために、薬物を使ったり自分を傷つけたりすることです。

パーソナリティ特性としての感情は、あなたを構成する大きな要素として考えてよいでしょう。感情的なパーソナリティまたは気質がある場合、それが大きく変化することはないでしょう。それとは対照的に、自殺企図、薬物、自傷など、動揺したり危機に陥ったりするときに起こす行動は変化していきます。このような行動は、自分の存在や性格をあらわすものではなく、困ったときの一時的な問題対処にすぎないからです。

では、ＢＰＤとどのようにつきあえばよいのでしょう。ＢＰＤのある症状がほかの症状より早く変化することがわかってきました。症状がその人のパーソナリティなのか、あるいは単に困ったときに対処する手段の一つかによって決まるようです。

どの症状の改善がいちばん期待できるのでしょう。前述したように、行動上の問題（危険な行為）はほかの症状より早く変化するという研究結果が出ています。ザナリニらの調査[117]によると、初期段階では八〇％の人が行動上の問題をもっていましたが、六年後に自傷や自殺企図が報告された人はわずか四分の一になったそうです。これらの行動がどれだけ危険かを考えてみても、これは劇的な減少ですし、とてもよい傾向です。同じように六年を経るうちに、薬物使用者の数は五〇％から二五％に減りました。この結果から、ＢＰＤをもっている人では、ＢＰＤのほかの症状と比べて、行動上の問題が最も早く変化し、治療を通して最も改善することがわかりました。

一方、ＢＰＤと診断された場合、感情的な症状はそれほど変化するとは思わないほうがよいでしょう。六年たっても、ほとんどの人はＢＰＤの基準を満たしていないながらも、大半は依然としてＢＰＤの感情的な症状を経験していました。[117]前述したように、これらの感情的な症状には、落ちこみ、絶望、罪悪感、怒り、不安、孤独やむなしさなどの激しい感情が含まれます。このような感情をもち続けるということは、ＢＰＤをもつ人の脳は生まれつき感情的に激しく、強い感情を経験するようになっているのかもしれません。このような感情は苦痛になることもありますが、人生を狂わせるとは限りません。ほかの困難がないのであれば、精神的な問題の徴候とはなりません。それどころか、単にその人の気質を反映しているだけかもしれません。

それはいったい、どういうことを意味しているのでしょう。まず、感情的な症状が大きく変化するなどと期待すべきではないということです。また、変わらないからといって、自分自身や治療がだめなのだ、などと考えないでください。これらの感情に一生涯つきまとわれるかもしれません。しかし、その感情のせいで、自分が思い描く生活が脅かされるわけではありません。また、今のままのひどい感情をもち続けたり、あるいは常に情緒不安に陥るということではないのです。実際のところ、衝動的な感情をもっと抑制したり、人間関係をもっと上手に維持したり、思いどおりの生活をもっと広げたりできるようになれば、すべてにおいてもっとよい気分でいられるようになると考えられます。

ここでのポイントは二つあります。一つは、誰もが否定的な感情を経験しているということです。人間として生きていれば、悲しみ、不安、怒りや孤独などの感情を避けることはできません。人間でいるかぎり、感情を抱き続けます。そして、その感情の多くは否定的なものです。強調したいのは、最善で最も効果があるとされている治療を受けたとしても、生きている証として人は常に否定的な感情をもつことはあるという事実です。

もう一つのポイントは、なかには生まれつきほかの人より感情が激しい人がいるということです。彼らは普通より物事を強く感じとり、激しい感情を抱きます。これは単にその人の感じ方であって、その人のパーソナリティの一部なのです。その人のパーソナリティの一部ならば、おそらくその感じ方は変わらないでしょう。だから、もしほかの人より感情が激しいなら、きっと一生涯物事を強く感じとるでしょう。それは悪いことではなく、人生を台なしにするものでもないのです。

つまりこの研究結果は、ＢＰＤをもつ人が特定のことを感じないようにしたり、感情を避けようとしたりすることにすべてのエネルギーを費やすより、むしろ自分の感情や問題にいかに対処するかという治療に取り組むことで、〝支出に勝るものを得る〟だろう、ということを示しているのです。感情をなくすのは不可能ですし、そんなことをするのはまったく無意味なことです。自分の行動をコントロールするようにして、問題への対処法を学べば、気分が楽になって理想の生活を送るのに役立つでしょう。ですから、自分の生活における感情や問題への対処法に目を向ければ、きっとパーソナリティあるいは気質の一部を変えようとするよりもよい結果が見えてくるはずです。

　考え方や対人関係の問題についての変化の割合は、行動面の症状の変化と感情面の症状の変化の中間に位置しています。[117] これらの症状の中には、かなり早く変化するものもあります。一方、感情の問題のように長引いてパーソナリティの一部になっているものもあります。認知面の症状では、六年間の間に最も変化したのは深刻な被害妄想観念でした。しかし、例えば、「私はひどい人だ」とか「誰にも好かれない」といったような自分自身や世界についての否定的な考えや解離症状は多くが依然としてそのままでした。

　対人関係における症状で最も早く変化したものは、以前に話した行動面の症状によく似ています。つまり、対人関係の中での衝動的な数々の行動です。これらの症状には、治療者との深刻ないさかい、不安定で激しい対人関係や他人に極端な依存を求める傾向なども含まれます。こういった症状はおそらく、生活の中で多くの問題を起こしています。ですからこの症状が早く変化していくのはとても望ましいことです。一方で、対人関係に関するほかの症状は見捨てられることへの恐れや孤独を耐える難しさといった感情的な要素を含んでいるので、症状が長引いてしまう傾向があるのです。

　以下に、時がたてば改善の見られる可能性が高い症状をまとめました。

○自傷や自殺企図を含む衝動的で危険な行動
○深刻な被害妄想的考え
○不安定で荒れた対人関係や、他人に極端に依存する傾向

次に、時がたってもあまり改善の見こみがなさそうな症状をまとめました。
○うつ病、不安、怒り、悲しみ、罪悪感、むなしさなどの感情的症状
○解離症状、自分自身や世間についての否定的な信念
○見捨てられることへの恐れや、孤独に耐える難しさ

要するに、ＢＰＤの症状は、それぞれが同時に変化を起こすことはないし、同じペースで変化することもありません。とても早く変化して治療に対する改善が著しい症状もあれば、一方、パーソナリティの一部として考えられる可能性があり長引いてしまう症状もあるのです。一生涯続く場合さえあるかもしれません。幸いにも、最も深刻で最も人生に害を及ぼすと思われる症状（自傷行動、自殺行動、激しい対人関係、極端な被害妄想）こそ

最も早く変化が見られ、治療の効果が顕著にあらわれます。

ＢＰＤの症状の相互関係

これまでＢＰＤのさまざまな症状やその変化のペースの違い（極端に早いものからそうでないものまで）について話してきましたが、最後に言っておきたいのは、これら症状はすべて互いにつながっているということです。実際に、ＢＰＤのすべての症状は互いに影響し合っています。考えてみてください。もし、自分自身を傷つけない対処法を学んだら、対人関係はもっとよくなるはずです。ＢＰＤをもつ人が苦しむたびに起こす衝動的な行動を実際にほかの人が目にすれば、その人との関係は困難になるでしょう。だから対人関係に問題が生じるのです。そうです。自分にとって大事な人が自傷したり死に至るまでの行動をとっているのを見れば、ほんとうに困惑するでしょう。そして、好きな人がそんな行為を何度も繰り返していたら、動揺して、その人をどなりつけるか、しまいにはその人から離れたくなってしまうでしょう。ですから、衝動的な行動をコントロールする方法を学んで別の方法で対処すれば、対人関係は当然安定するのです。また、ある部分が改善すれば、ほかの部分によい影響を与えることもあるでしょう。

このようなことは、とくに対人関係の問題にあてはまるように思われます。研究者の中には、対人関係の質がＢＰＤの症状や経過に多大な影響を与えると考える人もいます[39]。安定した協力的な対人関係を築いていればより早く快方へ向かうという考え方です。実際にある調査では、ストレスの多い対人関係を断ち切ったり、またはより健康的な対人関係を築きあげたあと、短期間で劇的な改善を見せたことが明らかになっています[42]。

まわりからのサポート体制や頼れる人をもてるようになった人が快方へ向かっていくのは当然でしょう。この点を強調したいのは、ＢＰＤをもつ人はだんだんに対人関係全体から離脱したくなる傾向にあるからです。もし対人関係が絶えずやっかいで不安定だったら、誰だっていつの間にかつきあいをやめたくなってしまうでしょう。そうすることで混沌とした対人関係（そして対人関係に関する感情的な痛み）は和らぐかもしれませんが、最良で健全な対処法とはいえません。人間は社会的な生き物であり、まわりからのサポートや社会との接触で成長していくのですから、対人関係を避けるのではなく健全な対人関係を築いていくことが、回復に最も役に立つと思います。

まとめ

ＢＰＤと診断されても、かつて考えられていたよりも回復する希望があります。実際、ＢＰＤをもつ多くの人がたった数年間で回復しています。そして一度回復したら、その症状は再発しない可能性が高いのです。もちろんすべての人が同じ早さで回復するわけではありません。

そこで、回復の妨げになる事柄を理解しておくことが大切です。その一つとして、ＢＰＤに加えて別の精神障害を併発している場合です。抱えている問題が多ければ多いほど、その問題すべてにとりかかるのが難しくなります。そして、ＢＰＤに加えてほかの障害をもっていれば回復が遅くなるのです。とくに、心的外傷後ストレス障害、パニック障害、うつ病、または何種類かの不安恐怖パーソナリティ障害がＢＰＤからの回復を妨げます。

もう一つ覚えておいてほしいのは、ＢＰＤの症状がすべてまったく同じペースで変化するわけではないということです。とても早く変化する症状もあれば、時間がかかって一生涯つきまとうような症状もある、と思ってよいでしょう。感情の激しさ、身のまわりの物事への強い感受性などのBPDの症状は〝症状〟というよりも単にパーソナリティの一部だと考えられるので、そういう症状が大きく変化していくとは思えません。一方、自分が苦しんでいるときやある種の危機を感じているときの行動（自殺企図、衝動的な薬物の服用、自傷など）は、別の症状に含まれます。これらの行動は、その人自身をあらわしているものではありません。だから、もっと変化しやすいのです。これはとてもよい知らせです。本人だけでなく、その人を大切に思っているまわりの人を最も傷つけるBPDの症状がいちばん治療に反応しやすいということだからです。

第5章——境界性パーソナリティ障害によくある問題

トムは自分の生活が手に負えなくなってきた気がした。物心ついたときから自分の感情に苦しんでいた。ほんの些細なことにも癇癪《かんしゃく》を起こし、パニック状態、激怒、または深刻なうつ状態に陥っていた。唯一落ち着いていられるのは、ハイの状態になっているときだった。初めのうちはマリファナを吸うことが最善の解決策のように思えた。落ち着いた気分になり、リラックスして、まわりの人への不安が抑えられたからだ。しかし、最近は自分の行動が抑えられなくなってきた。薬物を使おうと思っていないときでさえ、どういうわけか我慢ができなくなり、今晩だけは使わないと自分に言い聞かせても、何が起こっているか自覚する前に結局いつのまにかハイになっていた。そして今、昨夜の失敗に困惑していた。なぜあんなことをしたのか。マリファナを吸ったあとは運転してはいけないのに、なぜ思いとどまらなかかったのか。今になって、解決策のように思われたことが実は問題をより大きくさせていたことに気づいた。自分を見失っている気がして怖くなってきた。

この本全般で話しているように、ＢＰＤの症状はとても悲惨です。ＢＰＤをもつ人はよく自分をコントロールすることができないと感じています。自分の感情は、生活をみじめなものにする以外に目的をもたない敵のような存在です。そんなどうしようもない感情、考え方、行動や対人関係をもっていれば、生活が大変になるのもあたりまえです。不幸なことですが、ＢＰＤをもつ多くの人がこの障害だけでなくほかの精神障害や問題と闘っています。この章では、ＢＰＤに付随する違ったタイプの障害や問題のほかに、症状が起こりうる理由についても説明します。

ＢＰＤと併存する精神障害

第４章で述べたように、ＢＰＤにはたくさんの精神的負担が伴います。ＢＰＤをもつほとんどの人が少なくとももう一つの精神障害をもっています。なかには、一つではなくいくつかの障害をもっている人もいます。もしあなたがＢＰＤをもっていたら、この障害に加えて、うつ病や不安の問題を抱えていること、またはアルコールや薬物の使用に困っていることに気づいているかもしれません。前述したように、複数の精神障害に対処するのはとても大変ですし、ＢＰＤの回復をさらに難しくします。ですから、ＢＰＤと併存して起こりやすい障害をしっかり理解しておくことが大切です。

物質使用

物質使用や依存は、ＢＰＤをもつ人によくあることです。ＢＰＤをもつ人の三分の二が物質使用に問題がある、という調査結果が出ています。[63] そして、物質を乱用している人の約四分の一がＢＰＤの基準を満たしていることもわかっています。[109] では、なぜＢＰＤと物質使用は関わりがあるのでしょうか。

●感情的な苦痛からの避難と回避

感情的な苦痛から逃れるため、というとてもわかりやすい願望が、その答えのようです。

単純に、物質は感情的な苦痛から逃れるのに役立ちます。前述したように、つらい感情を回避したい、または逃れたいと思うのはごく自然なことです。「今日が不安いっぱいでありますように！」とか「一週間ずっと、悲嘆な気分でいたい！」と言いながら一日をスタートする人なんていないでしょう。混乱しているときは誰でも、できるだけ早くその感情から逃れたいはずです。

こういう感情から逃れる一つの方法は、悩ませるものを避けることです。例えば悲しいとき、その悲しみを忘れるために友達に電話をすることがあるでしょう。不安なときには、その不安をなくすために十まで数えたり深呼吸をすることもあるでしょう。怒っているなら、怒らせる状況から離れるかもしれません。これらの例には一つの共通点があります。つまり悲惨な、または不快な感情を経験すると、これらの感情やその感情のもとになる状況から逃げたいと思うようになるということです。

●感情的な苦痛からの避難と回避に関する問題

精神的苦痛から逃れるという願望は正常ですが、不快な感情から逃れたり避けたりすることにはいくつかの問題が生じます。その一つとして、感情を回避したところで、そもそも感情を引き起こした問題に対処できたわけではないということです。

今までに何かに困り果てた気持ちになって、その感情を回避するために全力を注いだことはありますか。例えば、仕事で能力不足の評価を受け、上司から早めに出社してもっと効率的に仕事をこなすように言われたとします。こんなふうに言われたら、落ちこんでしまうか、あるいは自分の能力を恥じるでしょう。毎朝仕事前、その気持ちを避けるために薬物やアルコールを使っていたら、その瞬間は多少気分が楽になるかもしれません。でも、仕事がうまくいくかどうかはご想像にお任せします。そうではなく、自分がどう感じているかに注意を向け、どうやったらうまく仕事ができるかじっくり考えれば、次はよい評価がもらえるかもしれません。そしてよい評価をもらえば、それ以降はそんなに取り乱したりしないでしょう。このことからおわかりでしょうが、感情を回避すること（とくに薬物を通して）がよい解決法でないのは、問題を直視して解決しようとするのを妨げるからです。問題は残ったままで、さらにあなたを混乱させます。問題が増え続ける間回避や逃避を繰り返すという悪循環に巻きこまれてしまいます。

感情を回避することから生じるもう一つの問題は、ＢＰＤをもつ人はほかの人より感情的な傾向があるという事実に関係しています。前に述べたように、感情的な人間だからといって別に責められることではありません。実際に、感情的でない人よりも豊かで充実した生活が送れることもあるでしょう。一方、感情や考えに対しての一般的な対処方法は、BPDをもつ人には役に立たないかもしれません。つまり、あまりにも強烈な感情をもっている場合には、その感情に対処できる強い方法が必要になります。結果的に、自分のつらい感情にどう対処したらよいか途方にくれてしまうこともあるでしょう。ということから、BPDをもつ人の中には物質を乱用する人がいるのだと思います。

考えてみてください。アルコールやマリファナ、処方された薬品、あるいはヘロインのような物質が人間を〝意識変容状態〟に引きこみ、自分が自分でないような状態にさせてしまうのです。自信に満ち、幸せで、落ち着いているように感じたり、あるいは単に無感覚な状態になるだけかもしれません。BPDをもつ人はたいてい、耐えられないほどの激しい感情や考えを一時的に軽減するために物質を使ってしまうのです。しかし、ここでのキーワードは「一時的」ということです。

●感情的な苦痛を回避する、あるいはそれから逃れるために薬物やアルコールを使用することの問題点

回避のために物質を使用することの問題点は、その効果がきわめて短期間で、使用前より状態が悪くなることです。基本的に、かつて自分を気持よくさせていたものでさえ、最終的には気分を悪化させます。そして、気分が悪くなったら、何をしたくなるでしょう。もちろん、薬物とアルコールをもっと使いたくなります。それが問題なのです。

もう一つの問題は、薬物やアルコールを摂取しているうちに自分の身体がそれに慣れてしまう（耐性ができる）ことです。そうすると、今度は同じ効果を得るためにもっと多量の物質が必要になります。十八歳でお酒を試し始めた頃はビール二杯で酔ってしまったかもしれません。しかし何年かお酒を飲んでいると、気持ちよく酔っ払うには六本のビールが必要になることだってあるでしょう。

また、長期間にわたって物質を摂取していれば、「禁断症状」を経験することもあります。つまり、その物質がないと身体がそれを強く要求し、不快感（動揺、不安、発汗や吐気など）を覚えるのです。禁断症状が始まると、その不快感を抑えるためだけに薬物やアルコールを使ってしまいます。この時点で、生活が物質に支配されるわけです。人間関係

を維持しにくくなり、仕事での責務を果たせなくなることもあるでしょう。そして健康面の問題も悪化するかもしれません。

これだけ悪い影響があるにもかかわらず、誰が物質を使い続けるでしょうか。まして、乱用などするでしょうか。激しい感情的な痛みに苦しむ人は、物質がもたらす一時的な解放感を得られるなら長期にわたって悪い影響を受ける覚悟ができているのかもしれません。激しい感情的な苦しみがあって、ほかの対処法がないなら、たとえ一時的な解放感しか与えてくれないものであっても、わらをもつかむ思いで求めてしまうのかもしれません。猛烈な痛みを感じれば、たとえ少しの間であっても痛みを和らげたいという衝動はとても強烈なものです。

●よい知らせ

よい知らせがあります。ＢＰＤと物質使用は実によく関連して起こるので、ＢＰＤの代表的な治療では必ず物質使用に焦点をあてます。例えば、弁証法的行動療法（ＤＢＴ）[64]（第８章）はＢＰＤと物質使用障害の両方をもつ人への治療に向いていますし、効果があることもわかっています。[71] 要するに、弁証法的行動療法では、物質使用はＢＰＤの苦痛に対処するための行動だと考えています。ですから、弁証法的行動療法では、ＢＰＤの人が不快感情に対処したり耐えたりするための別の対処方法を教えることも含まれます。感情的苦しみに対処するためにもっと効果的な方法を身につければ、物質使用のような強烈で不健康な方法を使わなくなる可能性が大きい、ということです。

摂食障害

ＢＰＤをもつ人には摂食障害もよく見られます。ＢＰＤをもつ人の五〇％に摂食障害があるという調査結果もあります。[63] 通常、摂食障害には「神経性無食欲症」（極端な食事制限で体重が命に関わるくらい減少する）と「神経性過食症」（食べすぎてしまい、あとでそれを出すために無理やり吐いたり便秘薬を乱用したり過度な運動をしたりする。この悪循環を「過食嘔吐」という）があります。物質使用の問題と同様に、ＢＰＤをもつ人の多くが摂食障害に苦しむのには、次のような十分説得力のある理由があります。

●感情的な苦痛からの逃避と回避

第一の理由は、物質使用の問題で説明したことと似ています。この理由は過食症の多くに関連しています。物質使用のように、過食と嘔吐の両方が精神的な苦痛に対処したり否定的な感情を和らげる手段になり得ます。考えてみてください。食べるということは、人を落ち着かせる最も一般的な手段の一つです。摂食障害をもっていない人でも、ストレスを感じたり落ちこんだりしたときには食べることでたびたび癒されるものです。落ちこんだり悲しかったり孤独だったり動揺しているとき、食べ物に癒しを求めたことがある人は多いでしょう。食べることに癒しを求める傾向はアメリカでの肥満率の高さを裏づけているという臨床研究もあります。[26]

実際に、物質を用いるのと同様に、食べ物がもたらす感情的な癒しを求めるのには、生物学的理由さえあるのかもしれません。パン、ケーキ、ポテトチップス、クッキー、キャンディーなど食べすぎる可能性の高いものには実際に気分をよくする作用があり、それを食べることで一時的なリラックスや癒しとともに全面的に落ち着いた感覚を取り戻すことができます。確かに、糖分や油分の多いこれらの食べ物を摂取すれば、脳の快楽中枢が働きだします。そしてドーパミンの放出を引き起こして、薬物と似たような効果がもたらされるのです。ですから、ＢＰＤをもつ人が自分を落ち着かせたり苦痛を和らげるために食べ物に頼りがちになるのは驚くことではありません。

しかし、物質使用と同じように、苦痛に対処するために過食に頼っていると深刻な問題がいくつか浮かびあがってきます。過食することで精神的な苦痛から一時的には解放されますが、長い間続くと過食をやめられなくなります。基本的に、自分の感情に対処するためにたくさん食べてしまったら、次に同じ感情を和らげるためにはもっとたくさん食べなければならなくなります。そして、ますますひどい過食を繰り返すばかりでなく、自分でコントロールができなくなります。とくに過食症の人は、過食すればするほど食べたものをリセット（嘔吐、下剤の服用または過度な運動）したくなります。嘔吐はとても危険な行為ですし、重大な健康問題にもつながります。そのうえ、まったく効果がありません。ある研究者によると、食後に嘔吐をしても摂取したカロリーの三分の一しか取り出せない、ということです[57]。

ですから、感情に対処するための過食と、体重の増加を防ぐための嘔吐の悪循環が、生活に悪影響を及ぼします。ひどい場合、過食と嘔吐だけで一日が終わってしまう人もいます。嘔吐のあとに緊張の緩和や安らぎを経験するので、精神的苦痛から一時的に解放されるのは事実です。このような安らぎでほっとするので、人間関係や健康、生活を害する可能性があるにもかかわらず、過食と嘔吐を繰り返してしまうのです。

●身体に対する不満

ＢＰＤをもつ人に摂食障害が多い第二の理由は、身体に対する不満にある可能性もあります。摂食障害は単なる身体に対する劣等感や痩せたい気持ちのあらわれではないのですが、摂食障害をもつ人のほとんどは自分の身体を不快に思い、見た目も好きではないのです。ＢＰＤをもつ人の多くは幼少期にいやな経験をしているので、感情的虐待を受けていることも珍しいことではありません。感情的虐待の一つの形態は、人の容姿やその人自身に関する否定的な発言です。自分が育った環境で、自分のどこかが欠けていると言われ続けたら、たぶん自分のことがすべて嫌いになってしまうでしょう。現代のように外見を重視する社会では、自分自身についてとくに嫌いになりやすいのは身体です。どこを見ても、痩せたほうがよいという情報があふれています。もし自分自身や自分の身体が嫌いなままで育ったら、細身が理想的だという意見にしばられてしまう可能性が高いでしょう。

嘔吐や食物の摂取を制限するなどの摂食障害に伴う行為は、身体に対する不満の結果として体形や体重を変えようとする劇的な挑戦になり得ます。さらに、過食や嘔吐といった行為によって身体を悪くする（健康問題や肉体的危害など）ことができるので、自己嫌悪を表現したり行動に示したりする方法になるのかもしれません。このように、身体に対する不満は、摂食障害がＢＰＤをもつ人の間でよく見られる、もう一つの理由になります。

●コントロール感

一般的に、人間にとって最も憂うつなことは自分をコントロールできないことです。ＢＰＤをもっていたら、その生活、感情、人間関係や行動がコントロール不能になっていると感じるかもしれません。その結果、生活の一部分だけでもコントロールしようと躍起になるでしょう。拒食症のような摂食障害がＢＰＤをもつ人によく見られるのは、どうしても得たいコントロール感を与えてくれるからかもしれません（食べるか食べないか、どのくらい食べるかは、自分で決めることなので）。摂食障害は普通ひとり歩きして自分をコントロールできなくなるので、実質的にこのコントロール感は錯覚です。それでも意図的に食事制限して食べないことを選べば、少なくとも生活の一面に対するコントロール感をもたらすのでしょう。

普通、食べることを拒絶するのはとてもつらいことです。人間は生きるために食べ物が必要なのです。お腹いっぱい食べることは基本的な人間の本能です。十分食べられないと体力は落ち、疲れや目まいを感じ、生活することが困難になります。ですから、食べるのを控えるのは大変なことなのです。だからダイエットはとても難しい！　いずれにせよ、大変なことですし、簡単にできる人はほとんどいないので、食事制限していると自分は力強く、自分の人生を上手にコントロールしているように感じるのです。何もかもうまくいかなくて自制心を失ったと感じるとき、コントロールを取り戻したと思えればとても安心します。この場合も、やはり本当のコントロールではなく、極端な食事制限はすぐにコントロールできなくなってしまうことが問題です。しかし自分の生活をコントロールしたいと思うのは十分理解できますし、人間の基本的な要求です。

うつ病

ＢＰＤをもつ人の多くがうつ病を経験しています。うつ病とは単なる悲しみを超えるものです。症状がひどければ機能障害も引き起こします。次のような症状が考えられます。

○激しい悲しみと失望感
○以前は楽しめた活動への喜びの欠如

○自殺を考える
○低い自己評価
○食欲と睡眠の変化（過度または少なすぎる）
○集中力が欠ける
○意欲と活力の低下

うつ病はおそらくＢＰＤをもつ人の間で最もよく見られる障害の一つです。実際にＢＰＤをもつ人の四一～八七％がうつ病にも苦しんでいるという研究結果があります。[63][116]

なぜうつ病がＢＰＤをもつ人に共通しているのかを知るために、ＢＰＤの症状をもう一度見てみましょう。ＢＰＤをもつ人は、口論、絶交、虐待などに特徴づけられる難しい人間関係を抱えています。加えて、見捨てられるのではないかという激しい恐怖があります。否定的な感情を頻繁にかつ激しく経験して、その感情に対処するすべがないと思ってしまうことがあります。自分が誰なのかという感覚もあまりないし、自分のいないところで他人に噂されている、支えてくれない、などと心配している場合もあります。決定的なのは、ＢＰＤの治療そのものが困難で苦しみを伴うプロセスだということです。

これらの症状すべてを見れば、ＢＰＤをもつ人が落ちこんでしまう理由がわかるはずです。実際に、もしＢＰＤをもっていたら、自分が経験する症状があまりにも激しく長引くので、自分を助けてくれるものなど何もないと思ってしまうでしょう。また、よくなるために時間や労力を使い続けるのは意味がないと思い始めるかもしれません。さらに、まわりの人とのいさかいや激しい人間関係が果てしなく続くので、すっかり孤立し、寂しい思いをすることが多くなるでしょう。基本的にＢＰＤに付随する問題は、うつ病につながりうる明確な材料になります。

もしうつ病がＢＰＤの副作用であるとすれば、ＢＰＤから回復すればうつ病も緩和されると期待するのはまちがいではないでしょう。実際にガンダーソンの研究チーム(44)は、ＢＰＤの症状が時間とともに減少していくと、のちにうつ病も緩和されていく（その反対ではなく）ことを発見しました。この研究結果は、うつ病がＢＰＤの痛ましい症状に起因しているという考えを裏づけます。ＢＰＤの症状がよくなれば、うつ病もよくなるかもしれません。

双極性障害

ＢＰＤをもつおよそ一〇％の人が双極性障害を抱えています。[116] 実際には双極性障害は共通の特徴をもついくつかの障害のカテゴリーです。一般的に、双極性障害をもつ人は気分が極端に変動します。数週間のうつを経験してから、「躁」と呼ばれる状態に入ります。その期間は、世界の頂点にいるような気分になり、とても力強く、または大事業（小説を書くなど）を成し遂げられそうな勢いがあります。ありあまるエネルギーもあり、普通以上に怒りっぽくなることもあります。双極性障害の躁状態のときにはとても衝動的になる傾向があり、睡眠もあまりとりません。双極性障害にはいくつかのタイプがあります。しかしすべてに感情の激しい変動が含まれます。ＢＰＤにもこの種の感情的機能不全は共通しているので、ＢＰＤをもつ人の中に双極性障害をもっている人がいても不思議ではありません。

●誤診の問題

ケイティーには治療が効いていないように思われた。自殺未遂をして入院していたとき、双極性障害と診断された。初めのうちは自分の問題に名前がついただけでほっとした。普通、双極性障害には気分安定薬が役に立つと聞いた時点では、やっと気分がよくなるだろうと期待した。問題なのは、その治療でそれほど改善したように感じられなかったことだ。ジェットコースターに乗っているような感情のままだった。そして、以前のように自殺について考えることがあった。さらに、どんなに努力しても、双極性障害の治療グループにいるほかのメンバーとは気が合わなかった。彼らの経験と自分の経験にはズレがあった。彼女は新しい治療者によって初めて、自分が誤診をされ、まちがった治療を受けている、と聞かされた。

ＢＰＤと双極性障害は似ているだけにまちがえやすいのです。私たちは、双極性障害と診断されたけれど実はＢＰＤである、という人をたくさん診てきました。この混乱の理由は、感情の揺れがＢＰＤと双極性障害の両方に見られる症状だからです。さまざまな双極性障害のタイプが存在するという事実が、事態をもっと混乱させるのです。双極性障害には大きな変動が長く続くタイプがあります（例えば、うつ状態あるいは躁状態が二週間かそれ以上続くような）が、気分がもっと早く切りかわるタイプもあります。つまり、ＢＰＤの気分変動とよく似ているのです。だから、ＢＰＤとまちがうこともあれば、逆の場合もあり得ます。

しかし、双極性障害とＢＰＤの感情起伏には、決定的な違いがあります。一般的に、双極性障害の気分変動はＢＰＤほど早くは起きません。例えば、双極性障害をもつ人は数日間気分が高まったあとにうつ病へと急降下を経験します。でもＢＰＤをもつ人は、ほんの数分、もしくは数時間足らずで気持ちが次から次へと切りかわっていくことがあります。でも、ＢＰＤの臨床経験が浅い臨床医は、ＢＰＤの感情起伏や衝動的な行動を双極性障害の感情起伏や躁状態とまちがえてしまう可能性があります。その結果、誤診が生じるのです。

もちろん、ＢＰＤをもつ人がＢＰＤではなく双極性障害と診断されることがときどきあるのには、ほかの理由もあると思います。混乱ばかりでなく、偏見も影響しています。基本的に、第2章で話した俗説に関係しています。双極性障害だと診断したがる臨床医もいますが、そうすることで、患者への偏見が少しでも小さくなると思っているのです。人に非難されたくないという思いはよくわかります。しかし、皆さんは誤診されてもかまいませんか。たぶん、そうではないと思います。まちがった診断をされれば、自分が何に苦しんでいるのかわからなくなってしまいます。ましてや、もっと大事なことには、治療方針が適切ではなくなるおそれがあります。ですから、私たちは正確な診断がいちばんだと強く信じています。

不安障害

ＢＰＤではうつ病のような気分障害に加えて、不安障害を伴うこともよくあります。[59][116] パニック障害、社会不安障害、強迫性障害、特異的恐怖症や心的外傷後ストレス障害（ＰＴＳＤ）など、かなり多くの不安障害があります。ＢＰＤをもつ人に見られる最も一般的な不安障害は、社会不安障害、パニック障害と心的外傷後ストレス障害です。[63] 調査によると、ＢＰＤをもつ人の四分の一から二分の一は社会不安障害も経験しています。三分の一から二分の一はパニック障害も経験しています。約半数は心的外傷後ストレス障害も経験しています。[63] なぜこれら三つの不安障害がＢＰＤをもつ人に起こりやすいのか、その理由をこれから説明します。

●社会不安障害

まず、社会的場面で否定的に評価されることを激しく恐れる社会不安障害から見ていきましょう。例えば、この障害をもつ人は、人前で話をして恥をかくのではないかという恐怖を覚えることがあります。初対面の人と会ったり人前で食事をしたり、あるいはパーティーに出席するなどの社会的場面にも恐怖を覚えるようです。その結果、社交的な場面を避ける傾向があります。

では、なぜ社会不安障害はBPDに付随することが多いのでしょうか。可能性の一つとして、BPDをもつ人に共通してみられる人間関係の問題があげられます。基本的には、BPDをもつ人はストレスが多く、困難で虐待的な対人関係を受け、まわりの人に対して不安を抱き、考えや感情の意思疎通を躊躇《ちゅうちょ》することがあります。その結果、人間関係にまったく自信がもてなくなります。さらに、第3章で説明したように、BPDの原因に幼少期の非承認的環境（81ページ）を主張する研究者もいます。(64) 繰り返し非承認の経験をしたら、まわりの人に対して自分を主張することをためらうようになるでしょう。ほかの人を信頼することさえできなくなり、社会的な場面にいることへの不安は増していくばかりです。他人からあれこれ詮索されるような場面ではなおさらです。

●パニック障害

さて、次はパニック障害に目を向けてみましょう。パニック障害とは、突発的で繰り返し起こるパニック発作のことです。その発作には不安と死や自制心を失うような激しい恐怖が伴います。BPDとパニック障害の関係について触れる前に、まずパニック障害がどのように起こるのか、もう少し詳しく説明します。

私たちの身体は、ストレスの多い状況にすばやく反応します。「闘争あるいは逃走」反応と呼ばれ、基本的には生存のための仕組みなのです。危険な兆候に直面すると（現実に、または想像上でも）、身体はその状況と闘うか逃れるか、どちらかの準備をします。鼓動が速くなったり、汗をかいたり、視野狭窄《しやきょうさく》（恐ろしい状況から抜け出すときのように、一つの物事しか目に入らなくなる）、筋肉の硬直や速い呼吸など、いくつかの動きを実感します。身体が行動を起こす準備段階に入っているのです。もちろん、これは正常な反応です。

しかしながら、この反応はときどき故障します。ストレスを感じたり調子が悪いと、危険な兆候が起きてないのに「闘争あるいは逃走」反応システムが発動することがあります。

これがパニック発作と呼ばれるものです。実際には危険な兆候は迫っていないので、パニック発作は〝予告なし〟に訪れたように思われ、それゆえに驚いてしまうのです。パニック発作が起こると、心臓発作に襲われた、気が狂ってしまった、あるいは気絶しそうだという気になったりします。しかし、実際にそういうことが起こっているわけではありません。むしろ、パニック発作とは、ストレスがたまって、自分のことがおろそかになり、不安を恐れている、ということなのです。これらのことが積み重なると、不安と似ているというだけの些細なことが恐怖や覚醒の連鎖反応を引き起こします。そして遂には、パニック発作を抱えてしまうのです。

何の予告もなく起きるパニック発作は恐ろしいものです。なぜなら予測不可能なのですから。人間は予測不能なことやコントロール不能なことにうまく反応できません。パニックや恐怖のような感情もそうです。突然感情が猛烈な勢いで襲ってくるよりも、感情やそれを起こす事柄がいつ来るのかわかっていたほうが、反応しやすいものです。実際に、パニック発作はとても怖いので、パニック発作に結びつくような状況から逃れようとし始める人もいるでしょう。さらに、万が一パニック発作が起きた場合に回避するのが困難だと思われるような場所（ショッピングモールなど）には行かなくなります。慣れない場所でパニック発作を起こしたときのことを考えて、外出を避ける人もいます。極端に回避しすぎて、一歩も家の外へ出ない人もいます。これが広場恐怖症と呼ばれるものです。

では、こういうことがどれくらいＢＰＤの人にあてはまるでしょう。ＢＰＤの本質やその症状だけでも、この障害をもつ人は高度のストレスを感じてしまいます。あなたがＢＰＤをもっていたら、おそらく人間関係ではほかの人と比べるとより多いストレスを感じているでしょう。事実、第3章で説明したように、概して生活はストレスを多く感じるものになります。さらにＢＰＤをもつ人は感情の扱いに苦労していることがよくあるので、感情がコントロール不能で、あまりにも激しく、予測不可能だと感じているかもしれません。このことがきっかけでストレスがたまり、日常的なストレスの解消が難しくなってしまう可能性があります。結果的に、身体の「闘争あるいは逃走」反応が故障し、パニック発作が起きることもあるでしょう。実際に感情的な困難やそれからのストレスによってパニック発作の可能性が増す、という調査結果も出ています。[77] そして残念なことに、パニック発作が一度起きると、パニック発作を起こしそうな状況や場面を避けようとするばかりでなく、次の発作への心配や恐怖を感じるようになります。ただでさえＢＰＤをもつ人は苦痛を回避する傾向があるので、パニック発作への反応で回避行動を起こす可能性がさらに高くなります。そして、前述したように、最初のうちは回避も効果的かもしれませんが、最終的に長引いて悪い結果をもたらしてしまうのは明らかなのです。

●心的外傷後ストレス障害

最後になりましたが、心的外傷後ストレス障害（ＰＴＳＤ）も、ＢＰＤをもつ人の間ではきわめてよく見られます。[63][116] 前述したように、心的外傷後ストレス障害があまりにも多くのＢＰＤをもつ人に共通して見られるので、ＢＰＤは実は慢性的な心的外傷後ストレス障害であると提言している臨床研究もあります。[51] 現在は、この考えはあまり支持されていません。ＢＰＤをもつすべての人が心的外傷後ストレス障害になるわけではないし、トラウマ的な出来事を経験しているわけではないことも覚えておいてください。心的外傷後ストレス障害とＢＰＤが密接にからみ合っていると示唆する人がいるということが、この二つの障害が関連し合っている事実を際立たせています。では、なぜこれらの障害は連動しているのでしょうか。前述したように、ＢＰＤと心的外傷後ストレス障害は同じような種類の経験によって起こるものです。例えば、第3章で、幼少期の虐待がＢＰＤを引き起こす要因の一つである可能性があると述べました。同じように、幼少期の虐待は心的外傷後ストレス障害につながるトラウマとなる出来事の一つだといえます。実際に、幼少期の慢性的な虐待は最もよく知られている心的外傷後ストレス障害の原因の一つです。[113][122] それゆえ、幼少期に虐待を受けた人は、成長してからＢＰＤか心的外傷後ストレス障害、または両方をもつことになってしまう可能性があります。

さらに、ＢＰＤをもつ人がトラウマを経験したあとに心的外傷後ストレス障害になる可能性は高いと思われます。[3] 基本的に、トラウマ的な出来事を経験したあと心的外傷後ストレス障害が生じてくるのは、不健康な対処方法が発動されるからです。とりわけ否定的な感情に対処するときはそうなります。前述したように、一般的にＢＰＤをもつ人は自分の感情をコントロールするのが難しいのです。その結果、自分の感情をコントロールするために、回避のような不健康な対策をとってしまうのです。ですから、ＢＰＤをもつ人が大人になってからトラウマ的な経験（例えば、レイプやひどい交通事故など）をすると、その後遺症と闘うのに苦労します。そして最終的には、物質使用や過食などの不健康な行動に走って、苦痛を和らげようとします。繰り返し述べているように、残念なことに苦痛を回避する対処法は少しの間しか効果がなく、実際にはこの対処法は心的外傷後ストレス障害を悪化させるだけなのです。

まとめ

ＢＰＤは人の感じ方、考え方、行動や他人との交わり方に影響を及ぼすので、ＢＰＤが自然に起こることはめったにないといっても過言ではありません。ＢＰＤにはあまりに多くの問題がありすぎるため、この障害に苦しんでいる人がほかの障害ももっているのはよく見られることです。

この章では、ＢＰＤをもつ人の間で併発する障害について再確認しました。さらにこれらの障害がＢＰＤと連動している理由についてもいくつか触れてきました。概して、うつ病、双極性障害などの感情障害と不安障害、また物質使用や摂食障害など行動をコントロールすることに問題をもつ障害が、ＢＰＤをもつ人の間で最も起こりうる障害であるように思われます。

もしＢＰＤに加えて一つまたはそれ以上の障害をもっていても、ほかの障害の治療にも役立つＢＰＤに対するたくさんの包括的な治療があるという朗報があります。弁証法的行動療法(64)（第8章で詳しく解説）のような治療は、ＢＰＤの治療としてだけでなく、多くの障害への有効性もあります。ですから、BPDに加えてほかの障害をもっていることで回復がなかなか進まなくても、個々の障害に対する治療を受ける必要はないと思います。そして、覚えておいてください。BPDの治療を受けただけで、うつ病のような障害がよくなることがあります。

第6章――自殺行動と意図的な自傷行動

ランディーは13歳のときに自傷行動を始めた。それはあるゲームから始まった。友達のビルがランディーにライターの火で火傷してみろとけしかけたのだ。そのとき、ランディーはちょうど母親と大げんかをしてとても苛立っていた。だからビルの挑戦を受けたのだ。奇妙なことに、火傷を負うことでけんかに対する緊迫感や心配、怒りといった感情は薄れていった。それから間もなく、週に二、三回くらい、とくに悲しみ、恥ずかしさや怒りを感じるときにはいつでも自分で火傷を負うようになった。ついに18歳のとき、抗うつ薬を過量摂取し、初めて自殺を図った。

自殺行動と自傷行動はＢＰＤをもつ人にとって大きな問題なので、これらの課題についての章を設けることにしました。これらの行動はＢＰＤをもつ人の間でごく一般的であると同時に、最も深刻な問題でもあります。ＢＰＤに付随しているほかの問題とは違って、自傷行動や自殺行動は生命を脅かし、死に至る場合もあります。ですから、これらの行動についてより詳しく知っておいてほしいのです。第11章と第12章では、自殺を思いついたときの対処法や自分の感情への向き合い方などについて役立つ情報を取り上げます。ここでは、自傷行動と自殺行動の相違点や、なぜこのような行動をしてしまうのかという理由も含めて、情報を提供していきましょう。

自傷行動と自殺行動とは？

これは想像以上にとても複雑な質問です。自殺行動と自傷行動を研究したり治療を行ったりしている人たちの中でさえ、その呼び方や定義のしかたが常に一致しているわけではありません。ここでは、「自殺」「自殺企図」「自殺の素振り（自殺ジェスチャー）」「意図的な自傷」などの言葉について正確に解明していきます。

自殺企図

自殺企図とは、意図的に自分自身を傷つけ、死に至らしめる行動です。傷つけたとしても、自分が死にたいという気持ちがない限り自殺企図にはなりません。ある行動が自殺企図とみなされるには、死を目的とする明白な意思が必要です。

この違いはきわめて明白なことのように思われますが、死ぬ意図があったかどうかの問題は簡単なことではないのです。例えば、気分をよくするために（死ぬつもりはなく）リストカットをして緊急治療室にあらわれる人が「自殺企図者」として扱われてしまうことがあります。この誤解により、救急医は自殺を懸念して入院させ、再び自殺をしないように様子を見ることがあります。死ぬ意志がある場合はよい処置かもしれませんが、ただ安心を求めているだけで死ぬつもりがない場合には入院は役に立ちません。

その一方で、自分を傷つけて本当に死にたいと思っている場合でも、「自傷者」と呼ばれて真剣に受け止めてもらえない場合もあります。この場合、必死で援助を求めている人が必要な援助を受けられないので、ひどい結果を招いてしまいます。例えば、マイケルの場合を考えてみましょう。ある日、マイケルは難しい治療を受けました。治療時間が終わって、彼はトイレでリストカットを始めました。しかし、治療者と一緒につくった安全なプランを思い出し、その場を離れて地元の病院の緊急治療室に行きました。彼は医師に言いました、「助けてください。自殺しようとしました。まだ自殺のことを考えています」と。しかし、傷の具合を見て、医師はマイケルが人の気を引くためにやったと決めつけました。本当に自殺する危険性はないと判断した医師はマイケルを退院させましたが、次の日、彼は自殺してしまいました。

私たちの経験からいえば、自殺するために傷つけることと気分を紛らわすために傷つけることはまったく別のことです。ですから、あなた（そしてあなたの治療者、それに家族）にとっては、あなたの自傷行動が死ぬつもりがあってなされたのかどうかを知ることはとても重要なことです。

既遂自殺

実際に自分自身を殺す行為のことです。自殺企図との違いはきわめてはっきりしています。多くの場合、自殺企図は死には至ることはありません。このことが大事な点だということは明らかですが、これらの行為をあらわすために使われている用語のすべてを知ることは大切なことです。

意図的な自傷

前述したように、死ぬつもりがなくて自分を傷つけることは自殺行動とみなされません。この種の自傷行動にはさまざまな呼び方があります。自傷、意図的な自傷、死ぬつもりのない自傷、自己を傷つける行動なども含まれます。私たちはこのような行動について、数多くの調査をしてきました。その結果、故意にとる行動なので、「意図的な自傷」という言葉が適していると判断しました。

両面性のある自殺企図

ここまでは、あたかも死のうとしているかどうかは常に明らかなことであるかのように、自己を傷つける行動について述べてきました。しかしこの種の問題を抱えている人ならおわかりになると思いますが、自分を傷つけたとしても死んでしまいたいとまで考えているかどうか

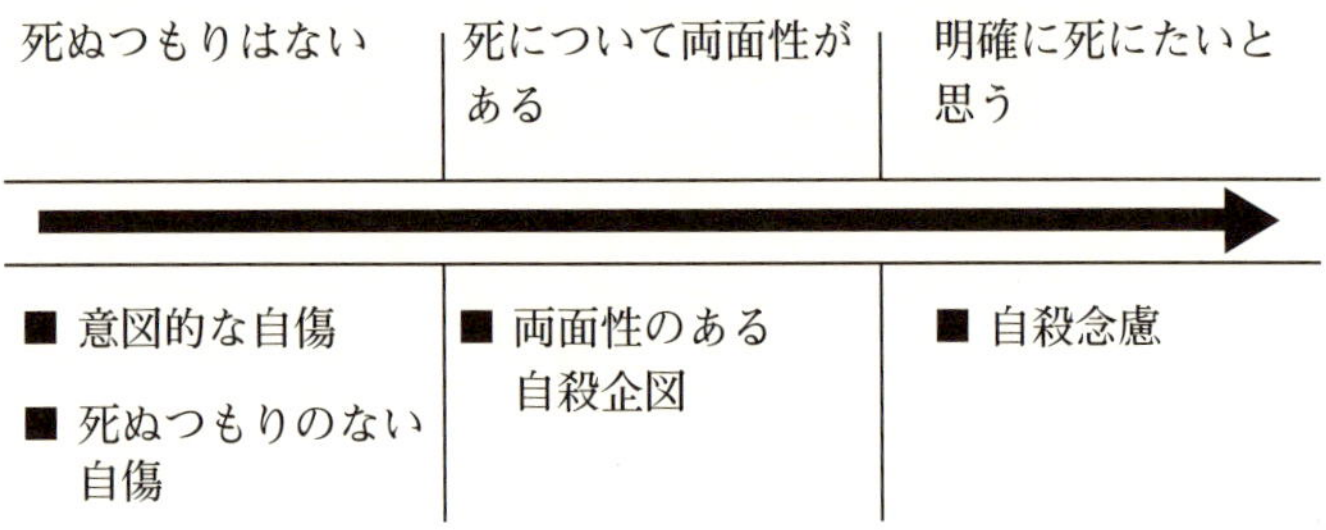

死ぬつもりはない	死について両面性がある	明確に死にたいと思う
■ 意図的な自傷 ■ 死ぬつもりのない自傷	■ 両面性のある自殺企図	■ 自殺念慮

図2　さまざまな自傷行動

定かではないこともあるでしょう。ある意味では死にたいのかもしれないし、別の意味では死にたくないのかもしれません。このように異なる二つの方向（死にたいと死にたくない）へ押したり引いたりしている状態を「両面性」と呼びます。両面性は欲しいと欲しくない気持ちが同時に起こります。自分を傷つけるときに死に対する両面性があったら、その状態を「両面性のある自殺企図」と呼びます。多少死にたいと思っているので、部分的には自殺企図です。しかし死にたくないとも思っているわけですから、明確な自殺企図かははっきりしません。

自殺念慮

死や死を迎えることについてよく考えるが、自分の生涯が終わってしまうとは考えていないという人がいます。例えば、自分が死んだら皆はどうするだろう、とときおり思うことがあるとします。しかし、このような考えを自殺念慮とは思わないでください。自殺念慮とは、故意に死にたいと考えることです。ただ死や死を迎えることだけを考えているのではなく、自殺についても考えているのです。

使ってほしくない言葉

不適切な言葉として、「自殺の素振り」「助けを求める叫び」「操作的」などがあります。いずれも使ってほしくない言葉です。

●自殺の素振り

ＢＰＤをもっていたり、または自殺行動と闘っていれば、「自殺の素振り」という言い回しを耳にしたことがあるでしょう。自分に致命的な傷を負わせても、人はそれを「自殺の素振り」と言ったかもしれません。これはよくあることです。

第一の問題に、「素振り」という言葉で行動の深刻さが薄れるだけでなく、その行動に走ってしまう人の精神的苦痛も軽く聞こえてしまいます。どんな種類の意図的な自傷行動（それが自殺企図であってもなくても）であっても、深刻に受け止め、放っておいてはいけません。「自殺の素振りをしている」というのは、それは「その人は自分を傷つけたいとか自殺したいとは思っていない。ただ単に人の気を引こうとしているだけだ」という意味になってしまいます。

ほかの人に合図をしたり、あるいは軽蔑したり、またはばかにするとき、また映画館でどの列に並んでいるかを知らせるときなどにも身振り素振りを使います。自殺企図や意図的な自傷行動を「素振り」と呼んでしまうと、人の気を引くために自分を傷つけているだけのように思われます。あとで述べますが、ほとんどの人は注意を引いたり、ほかの人に何かを伝えるために、自分の身体を傷つけているのではありません。たとえほかの人からの注目を本当に必要としているとしても、それを手に入れるほかの方法をまだ身につけていないとしても、そのような行動を軽視したり放っておいたりしないでください。

●助けを求める叫び

もう一つ問題のある同じような言い回しに、「助けを求める叫び」があります。自殺を試みたり自傷をした人に、「ほかの人に助けを求める叫びのようなものだ」と言うことがあるのです。問題なのは、この言い回しも「自殺の素振り」のように、自殺行動はほかの人の注目を得るために起こす行動だと意味していることです。自分を傷つけたり自殺を試みる気持ちに追いこまれてしまうほかのすべての原因を基本的に無視しています。そのうえ、これらの行動を引き起こしてしまう精神的苦痛をまったく考慮していません。そして基本的に、これらの行動を「助けを求める叫び」と呼ぶと、その深刻さを弱めてしまい、その行動によって満たそうとしていることを正しく評価できなくなります。

●人を操作する

自傷行動や自殺行動（またはこれらの行動を起こそうとする人）を表現する用語の三つ目に「操作的」という言葉があります。「あの人はただ私を操作しようとしているだけだ」のような言い方で自傷行動や自殺行動を片づけようとすることがよくあります。

このような行動（さらに、どんな行動でも）をあらわすときに操作的という言葉を使うと、多くの問題が生じます。誰かのことを「操作的」と言ったら、その人に対して同情したり共感したりできなくなります。誰かがあなたを巧みに操ったり利用したり、またはあなたを利用しようとしていると思ったら、あなたはきっと守りに入ってしまうでしょう。おそらく、その人の苦悩に関心がもてなくなり、操られることに対して自分自身を守ろうとする気持ちが強くなると思います。これはＢＰＤの治療をしている人の間では重大な問題だと思います。自分の患者を操作的とみなしたら、治療者は同情、共感や理解をどれだけ保てるでしょうか。

もう一つ問題点があります。ある行動を「操作的」と言ったら、まるでその行動をとった人の頭の中が見えて、その行動の理由がわかっているような言い方です。しかし、私たち心理学者でさえ、そんな力はもっていません。こういう態度をとると、自傷行動や自殺行動は誰かから何かを得ることを目的としていると想定されてしまいます。つまり、自分を傷つけて大事な人の気を引こうとする、わざと自分を傷つけているということになってしまうのです。

このように考えることがなぜ問題かを説明しましょう。なぜこんなことをしているのか、なぜ同じ行動を何度も繰り返すのか、自分でもまったく気づかないことがよくあります。行動療法の理論によると、その行動に何らかの利点があれば、その行動に没頭する可能性が高いようです。この利点を「正の強化」と呼びます（第3章）。私たちは日頃の自分の行動を促す物事のすべてに気づいているわけではありません。ある女性が自分を傷つけるのは気分がよくなるからだとしましょう。一時的にではあってもとてもよい気分になれるので、彼女は困ったときに同じ行動を繰り返します。しかし、自傷をして気分がよくなるのは、自傷後に家族や友達が彼女にもっと注目してくれるからだとしたらどうでしょうか。彼女は操作的であるわけではないし、自傷で気分がよくなる理由を知っているわけでもありません。ただ、自分のニーズに役立つことをしているだけなのです。

さらにもう一つ、操作的というレッテルを貼られると、問題はその人の内面にあるということになります。あなたが自分を傷つけたとしましょう。そのときにほかの人が注意を向けてくれたら（あなたはその気づかいや援助が自分の自傷行動を促すものだとは気づいていないのですが）、繰り返し自傷を続けてしまうかもしれません。しかしよく考えると、あなたより、あなたに注目し、あなたの自傷行動を促している人のほうに問題があるのです。自傷をやめさせたいなら、自傷をした直後、まわりの人は気にかけないようにしないといけません。そうすれば、苦しくて助けてほしいと思うとき、ほかの方法で相手に気づかせるようになるでしょう。あなたのことを操作的と言うならば、その人たちは自分たちが思っている以上にあなたの問題の原因になっている可能性が高いのです。

結局、これらの行動が操作的だと考えると、今までに述べたほかの問題のある言葉と同じように、自殺企図や自傷をした理由が無視されてしまいます。あとで詳しく述べますが、自分を傷つけたり自殺を考えてしまういちばんの理由は、精神的苦痛から逃れて気持ちを安定させるためです。自分を傷つける人のことを操作的だと言うだけで、ほかの理由を退けてしまうことになります。

ＢＰＤにまつわる自傷行動と自殺行動の問題点

自傷行動や自殺行動はとても深刻なだけでなく、ＢＰＤをもつ人の間で頻繁に起こる行動です。前にも述べたように、一般人口の約一～二％がＢＰＤをもっています。[(2)] しかし、ある研究では、外来療法を受けている約一〇％の人が、精神病院に入院している二〇％の人がＢＰＤをもっているといいます。これらの数値から、精神科治療を受けている人の中にＢＰＤをもつ人が驚くほど多くいることがわかります。ＢＰＤをもつ人が自殺行動や自傷行動を起こす確率がとても高いからではないでしょうか。ＢＰＤをもち入院している場合は、自殺企図や深刻な自傷があったか、死んでしまいたいと言ったのだと思われます。

ＢＰＤをもつ人に関する自殺と自傷の現実

○ＢＰＤをもつおよそ七五％の人は、自殺企図をした経験がある、といわれている。[(31)] これは一般人口の何倍もの数値で、ほかの障害をもつ人の数値よりも上回っている。
○ＢＰＤをもつ人の五～一〇％は実際に自ら命を絶っている。[(31)]
○ＢＰＤをもつ人は自殺した人全体の七～三八％以上を占めるという調査結果がある。[(70)]

○ＢＰＤをもつ人の六九～八〇％は、生涯に何度か意図的な自傷をした、といわれている。[23][25][39][38][100]

○ＤＳＭ-Ⅳ-ＴＲで取り上げる診断のうち、ＢＰＤだけが自傷行動と自殺行動を診断基準として提示している（第1章）。

これを読んで、「しかたがないです。もう破滅です。きっと自殺します」などと決して思わないでください。五～一〇％の自殺率とは、ＢＰＤをもつ人の九〇～九五％は自殺していないという意味です。ですから、ＢＰＤで自殺行動と闘っているとしても、生きていられるチャンスはきわめて高いのです。「降水確率五～一〇％」と言われて（天気予報のあたらない気象予報士は別として）、仕事に出かけるときに傘をもっていこうかと悩んだりしないはずです。さらに、雨を止めることはできませんが、自殺を思いとどまる方法はたくさんあります（第11章）。また、ＢＰＤにとても効果的で、自殺企図を減らす精神科治療もあります（第8、9章）。だから、絶対に希望を捨てないでください。

ＢＰＤをもつ人はなぜ自傷や自殺企図をするのか

この章を読んで、なぜＢＰＤをもつ人は自傷をする確率がそんなに高いのだろうと思っているでしょう。自傷の理由について調べた調査があります。重要かつ一般的なものについて説明しましょう。

精神的苦痛の軽減、または回避

多くの研究で、自傷をする理由を聞いたところ、最も共通する答えは何らかの精神的苦痛からの逃避または回避でした[20]。これはとくにＢＰＤをもつ人にあてはまります。ある研究では、ＢＰＤをもつ女性が自傷や自殺企図をする理由を調査しました[17]。九六％の女性は感情を抑えるために意図的な自傷をし、また八六％の女性は感情を抑えるために自殺企図を起こしたと答えています。

考えてみると、理に適っていますね。今まで述べたように、ＢＰＤをもつ人はとても感情的です。ときどきどうしようもなく耐えられないほどの激しい感情に襲われます。同時に、その激しい感情に対応するのにとても苦労しています。動揺したときに感情を抑える方法を学んでいません。もしＢＰＤをもっているなら、自分がとてつもなくイライラしたとき、どうしたらよいかわからなくなってしまうことがあるでしょう。こういうときは、あまりにも激しい感情が押し寄せてくるので、何でもよいから少しでも解消できる方法を考え始めるでしょう。人によっては、意図的な自傷がその解消法になります。実際に、BPDをもつ人はBPDをもたない人よりも、自傷をしたあとの解放感が強い、という調査結果もあります。[19] ほかの研究で、自傷を想像するときに生理学的（つまり、身体の中で）にどんな状態になるかがわかりました。過去に頻繁に自傷を行っている人が自傷を想像するだけで、感情の高まりが低下するというのです。[46]

基本的に、自傷は否定的な面を多くもち、悪い結果をもたらしますが、実際には少しの間だけ気持ちは楽になります。短時間の利点よりも、自傷のもつ悪影響のほうがはるかに大きいのですが、自傷による解放感がさらに自傷を促し、精神的苦痛に立ち向かうために自傷に頼ってしまうのです。

では、自殺企図はどうでしょう。なぜ自殺は人を精神的苦痛から助けだしてくれるのでしょう。イライラする出来事を経験すると、気持ちを落ち着かせようと焦ってしまう人もいます。実際に、気持ちを落ち着かせることにこだわりすぎて、ほかのことに手がつけられなくなってしまうのです。[10][106] あげくの果てに集中力が低下し、冷静に考えられなくなり、最後にはあきらめてしまいます。もしこのような人が将来に絶望を感じてしまったら、気持ちを落ち着かせる最終手段として自殺を考え始めるでしょう。

ＢＰＤをもっていて自殺念慮と闘っているなら、この一連の考え方にうなずけるところがあると思います。第11章で、自殺念慮の対処法と自殺行動の回避について述べます。

自己罰

サリーは、仕事が半年間ないことを恋人に指摘されるといつも、恥ずかしくなるのと同時に自分に対して怒りを覚えた。「どうして仕事がみつからないのかしら。なんで私は怠けているの。私はブラブラしているだけで、自分じゃ何もできない！」と。彼女は自分に嫌気がさして、怠け者で無力な自分に罰を与える方法を考え始めた。罰の一つとして、自分の顔を叩いたのだ。

ＢＰＤをもつ人が自らを傷つけるもう一つの理由は、悪いことをしたと思いこんで自らを罰するためです。自らを傷つけたことがある人は、サリーの考えに心あたりがあるでしょう。自己罰は、自殺企図の理由としても考えられますが、意図的な自傷の理由としてのほうがより一般的だ、という調査結果もあります。例えば、ＢＰＤをもつ女性の自傷の理由を調べた調査では、六三％の人が自己罰を理由にあげました。対照的に、ＢＰＤをもつ女性ではわずか三八％が自殺企図の理由として自己罰をあげたにすぎませんでした。[17]

　なぜ自己罰をするために自傷（自殺企図ではなく）を行うのか、明らかではありません。しかし、こう考えられます。一つの可能性は、怒りがとても活発な感情だからです。自分に怒りを感じたら、興奮して、イライラして、力がわきでるでしょう。事実、否定的な結果をもたらすとしても、怒りは人を奮い立たせ、問題に対して何か行動を起こさせます。一方で、自殺は自分の問題や生活からの完全な逃避になります。ですから、自分自身に怒りを感じたら、自己を処罰することによって自分をもっとびしっとさせることができると思うのでしょう。人生を終わらせてしまおうなどとは思わないのかもしれませんが、もう一つの可能性として、自分が存在しなくなってしまったら自己罰も受けられません。自殺企図は解決法として簡単すぎるし完全な逃避です。なぜかといえば、自分自身を苦しめる機会を失ってしまうからなのでしょう。

さて自己罰の問題点は、問題解決に何も進展がないことです。そして、最終的には、気分はさらに悪くなります。ある意味では、罰を受けて当然だということを証明するために自分を罰することになり、気分はさらに悪くなるだけです。サリーの例でいえば、自分を罰して叩いても、仕事をみつけるためには決して役に立たなかったのです。逆に、さらに気分が悪くなって、仕事を探す気力も薄れてしまいました。

なぜＢＰＤをもつ人にとって自己罰が重要な課題なのでしょうか。第3章で述べた「非承認的環境」を覚えていますか。非承認的環境で育ったのなら、自分の感情に苦しんでいるときに叱られたり見捨てられたり、または批判されたりしたでしょう。世話をする人や親にこういう仕打ちを受けると、自分自身に対しても同じような扱いをしてしまうことがあります。また、自分で自分に罰を与えれば、そのあと親たちに放っておいてもらえたのでしょう。[20] 残念ながら、自分自身にそんなことをすれば、事態はもっと悪くなってしまいます。場合によっては、意図的な自傷にまで及んでしまうこともあります。

感覚を呼び覚ますこと

ＢＰＤをもつ人の中には、空虚感や無感覚に苦しんでいる人もいます。また、まわりの環境を遮断したり解離する人もいます（第1章）。何かを感じたいという理由で、意図的に自傷や自殺企図をする人もいるのです。

ＢＰＤをもつ人がひどい不快感（解離、無感覚、空虚感）を経験すると、その感覚をなくして何か別のものを感じたいがために、自分を傷つけてしまいます。つまり、からっぽな感じよりも痛みのほうがましだということです。ある研究によると、ＢＰＤをもつ女性の五四％は自分の感覚を呼び覚ますために意図的に自傷を行い、一方、二一％の女性は同じ目的で自殺企図をしたそうです[17]。感覚を呼び覚ますために、自殺企図よりも意図的な自傷行動をする傾向があるようです。本当に自分の感覚を呼び覚ましたいのなら、自殺をしても意味がありません。自殺してしまえば、呼び覚まそうとしていたどんな感覚も感じられなくなってしまいます。

まわりの人の精神的負担を減らすこと

ＢＰＤをもつ人が自分を傷つける（とりわけ、自殺企図の場合）もう一つの理由としてあげられるのは、ほかの人から感じさせられる負担感を減らすためです。もしあなたがＢＰＤだったら、ほかの人にとって重荷になっているのではないかと感じるときがあるでしょう。自分がこんなに問題を抱えていなければ、あるいはこんなに感情的でなければ、ほかの人は楽になるだろうと思うこともあるでしょう。実際、これは自殺企図を起こす理由として大きいのです。前述のＢＰＤをもつ女性の研究では、三一％の人が「ほかの人を楽にさせる」ために自殺企図を行ったといっています。反対に、わずか七％の人が同じ理由で意図的な自傷を行ったそうです。この結果から、明らかですね。まわりの人を楽にさせるために自分を傷つけようと考えているなら、致命的にならない自傷よりも自殺を選ぶと思います。

このように考えてしまうと、大きな問題が浮かびあがります。ほとんどの場合、自殺によってまわりの人はもっと悪い状況に追いこまれます。悪くなる一方です。そう、こういうことはときどきあるんですよ、あなたにとって信じがたいことが。自分があまりにやっかい者だから、自分が死んでしまえば皆が楽になると思うかもしれません。

でも、私たちを信じてください。誰かが自殺したとき、まわりの家族、友人、同僚や知人にどんなことが起こったか、私たちは見てきました。残された人はとても落胆し、完全に回復するまでに大変な時間がかかりました。立ち直れないことだってかなりあります。実際に、あなたが自殺をしたら、あなたの家族、もしも子どもがいるのならその子たちが自殺を図る危険性がきわめて高くなります。自殺を考える気持ちはわかりますが、その考えはあなただけでなくまわりの人にも危険なのです。あなたが自殺をすれば、まわりの人たちの人生に大きなダメージが生じます。

ほかの人に伝えること、または影響を与えること

フレッドは、同性愛パートナーのアランが友達と出かけるときにどんな気持ちになるかを彼に伝えるのに苦労した。アランは彼らがただの友達で、その友達と遊びたいだけだと言い張った。アランは、フレッドがこんなことを気にするのはおかしい、自分の気を引こうとしてイライラしたふりをしているだけではないか、と言った。アランがほかの友達と遊びに出かけると、フレッドは嫉妬して傷つき、悲しくなったが、その感情を伝える効果的な方法が見つからなかった。ある日、彼はあまりにイライラしていたので意図的に火傷をした。アランが仕事から帰ってくると、腕にひどい火傷を負ったフレッドがソファーに横たわっていた。アランはフレッドのことを心配し、申し訳なく思った。その後、アランは少なくとも数カ月間はほか

の友達と出かけるのをやめた。

最後に、意図的な自傷と自殺企図の理由として、ほかの人に何か伝えるため、をあげましょう。フレッドとアランの例を見てわかるように、誰かのことをどう思っているのか伝えるのが難しいときがあります。皆さんも、あなたの感情が認められなかったり（非承認）、言っていることを無視されたり、またどんなに苦しいか伝わらないと思うことがあるでしょう。もしくは、ほかの人に自分の感情をどう表現したらよいか、またはどのように共感を求めたらよいかわからないことがあるでしょう。

ＢＰＤをもつ人は、たび重なる重大な対人関係の問題や衝突で苦しんでいます。また、自己主張が苦手で、自分が何を求めているか、ほかの人にうまく伝えられません。結果的に、ほかの手段に頼らざると得ないと感じてしまうのかもしれません（第2章の「俗説１」）。感情を伝えられるならどんな手段でも使ってしまう、自傷または自殺企図をするかもしれません。ある研究では、ほかの人に何かを伝えるために、ＢＰＤをもつ人の約六〇％が意図的な自傷を行い、約四五％の人が自殺企図を起こしたことがある、という結果が出ています。[17] しかし、大半の人が、自傷にはほかの理由もあるとしています。つまり、精神的な痛みのようなものを伝えるためだけで自傷をしているわけではないのです。それどころか、ほかの人に何か伝えるため、というのは数ある理由の一つにすぎません。実際に、これらの行動を簡単にやめられないことを説明する一つにすぎません。自傷をすることには同時にたくさんの理由があるからです。

このことについて何ができるか

自傷の理由を知っていれば、その行動をやめる第一歩につながることがあります。しかし、あなたの場合はどうでしょうか。今はまだやめたくない状況にいるかもしれません。あるいは、やめるのは難しいから、やめることを考えることさえできないのかもしれません。確かに、自傷をやめるのは禁煙と同じくらい難しいといわれています。しかし、私たちは自傷をやめた人をたくさん見てきました。あなたが自傷をしていたり、あるいは自殺を図ったことがあって、そして、それをやめたいと思っている、そう想像してみてください。

ここで、すぐ使える第一歩があります。今度自傷や自殺企図をしたくなったら、思いとどまって少し考えてみてください。そこから何を期待しているのか、自傷や自殺をする理由を考えてください。そして、表3を見て、その中の質問を自分にしてみてください。自傷や自殺企図についてのさまざまな理由が書いてあります。もし自分の理由がそこになかったら、「そのほかの理由」の欄を使ってください。

その理由にはそれぞれ、自分を傷つける欲求を満たす前に自分自身に問いかける質問が書いてあります。要するに、本当は何をしたいのか、自分を傷つけないで何ができるかを考えさせてくれる質問です。紙を用意して、自分自身を傷つけること以外の方法を思い浮かべ、全部書きだしてください。それから、そのうちの一つを選んで、自傷の代わりに実行してみてください。

このことを何度もすればするほど、自分の要求を満たせるような豊かな生活を送れるようになるでしょう。自傷をやめるのは大変ですが、もし苦しんでいるのなら、次の章の私たちの提案にしたがって、治療を受けることを強くお勧めします。

表3　あなたが自傷や自殺企図に至るいくつかの理由とその対応策

自分の感情から逃避したり、自分の気分を楽にさせるため
- ○ ほかに自分の気分を楽にさせる方法は何がありますか。
- ○ 感情がおさまるまで、このまま乗り切れますか。

どんなことでもよいから、何かを感じるため
- ○ 自分の身体を傷つけることなく、何かを強く感じるために何ができますか。

ほかの人を楽にさせるため
- ○ ほかの人にとって自分が重荷になった感じがするのなら、その負担をどうやって減らしますか。
- ○ 自分の大事な人たちを少しでも楽にさせるために、どんなことができますか。

自分を罰するため
- ○ 何のために自分を罰しているのですか。
- ○ 目的を達成するためのもっとよい方法は何ですか。

ほかの人とコミュニケーションをとったり、影響を与えたりするため
- ○ ほかの人に何を伝えたいのですか。
- ○ ほかの人に何を知ってほしいのですか、または何を理解してほしいのですか。
- ○ 自傷をしないで、どうやってメッセージを伝えますか。
- ○ このことについて、誰からアドバイスを受けられますか（コミュニケーションの上手な人を選んでください）。

そのほかの理由

まとめ

自傷と自殺企図はＢＰＤをもつ人に共通して起こります。自分を傷つけている人の心にこの章の情報が響いたのなら、自傷や自殺企図の治療の専門知識をもった人の援助を求めることをお勧めします。その方法について、第7章でいくつかアドバイスします。

次に、この章の要点をまとめました。

- ❏ 自殺企図とは、死のうとする意志がある自傷行動のことである。意図的な自傷とは死ぬつもりのない自傷行動のことをいう。
- ❏ 自殺と自傷はＢＰＤをもつ人に頻繁に起こる問題である。
- ❏ 自傷や自殺をあらわすやっかいな言葉には、「自殺の素振り」「助けを求める叫び」「操作的」がある。
- ❏ ＢＰＤをもつ人が意図的な自傷や自殺企図に訴えかける最も一般的な理由は、自分の感情から逃避する、あるいは解放されるため、である。

❑ほかの理由には、自己罰、何かを感じるため（または無感覚、解離などをなくすこと）、そしてほかの人に何かを伝えるため、などがある。

❑もし自傷をやめたいなら、本当にしたいことを考え、それに見合った方法を見つけること（表3。さらに第11、12章も参照）。

Part 2

境界性パーソナリティ障害のためにできること

第7章——
境界性パーソナリティ障害の情報、治療法、治療者の探し方

マイクは、自分はBPDではないかと思い始めていた。子どもの頃からずっと自分の感情と格闘してきたし、人間関係も激しくて争いの多い情熱的なものにひかれた。以前から自分には何か問題があるのではないかと感じていたが、何が問題なのか、どうやって確かめればよいのかがわからなかった。最近インターネットでBPDについて読んだところ、書かれていることに心あたりがあった。いろいろと調べた結果、自分はBPDかもしれないと思うようになった。読んだ内容からは改善の期待がもてそうだったが、まずどうしたらよいのか、必要な助けをどう求めればよいのかがよくわからなかった。これからの道のりの地図になるものが必要だった。

自分（または自分の大切な人）がＢＰＤかもしれないと考えるだけで、恐怖、混乱、希望など、さまざまな気持ちが生じるでしょう。ＢＰＤのためにできることはいろいろありますが、それを見つけるには根気がいります。どこを探せばよいのか、どんな選択肢があるのかがわからないこともあるでしょう。この章では、ＢＰＤの情報、治療法、治療者の探し方、どのような選択肢があるのか、最善の選択肢が何かを知るために何に注目すべきか、について説明します。

境界性パーソナリティ障害の情報の探し方あれこれ

最近では、ＢＰＤの情報源としてインターネットが大変便利です。ただし、どこを探せばよいのか知っていることと、評判がよくて信頼できるウェブサイトを見ることが大切です。しかし、情報を探す方法はほかにもたくさんあります。例えば、ＢＰＤに関する本がいろいろと出版されています。近くの書店や図書館には、セルフヘルプ（自助）の本やＢＰＤと闘ってきた人の自伝のほか、研究者や治療者のための参考文献などさまざまな本があるでしょう。どんな情報を探しているかにもよりますが、こうした本が役立つかもしれません。

また、心理学の先生と話をするのも一つの手です。学生なら（あるいはそうでなくても）、地元の大学の心理学部の先生がＢＰＤについて教えてくれたり、ＢＰＤの治療をしている治療者を推薦してくれるかもしれません。また地域の精神保健福祉センターや大学の保健室に行くのもよいかもしれません。こういった場所には、いろいろな種類の心理的・精神的な問題に関するパンフレット、ちらし、教材などが置いてあります。もしなかったとしても、そこで働いている人がどこに行けばそうした情報が得られるのか教えてくれるでしょう。

もう一つ、ＢＰＤの情報を得ることができる、あるいは医師や治療プログラムを紹介してもらう方法は、ＢＰＤの専門家に聞いてみることです。同じ分野の専門家同士は交流がありますので、地元でＢＰＤの研究や治療を行っている人の名前を見つけたら、その人に連絡をして、専門家や治療プログラムを紹介してもらうこともできます。

境界性パーソナリティ障害の治療方法

一般的にＢＰＤの治療法には、大きく分けて、心理療法と薬物療法があります。心理療法はメンタルヘルスの専門家の診察を定期的に（例えば週一回）受けるもので、どのような問題を抱えているのかについて話し合い、その問題がどこから来ているのかを突き止め、そして日常生活が楽になるための改善に取り組みます。第8章、第9章では、ＢＰＤに効果が非常に高いことがわかっている二種類の心理療法を詳しく紹介します。ただし覚えておいてほしいのですが、ほかにも効果があると思われる心理療法はありますが、ただ先ほどの二つほど研究が進んでいないのです。

一方、薬物療法では通常、精神科医の診察を受け、どのタイプの薬物療法が効果的かを見定め、薬を処方してもらいます。その後、精神科医の診察を定期的に受け、薬を飲んでどのような状態か、副作用はないかをチェックします（薬物療法の詳細は第10章を参照）。治療法を探していく中で目にするだろうと思われる心理療法と薬物療法について、これから説明します。

心理療法（訳注　以下の記述はアメリカの場合で、日本ではあてはまらないことがあります）住む地域によっては、ＢＰＤの治療法にはいろいろな選択肢があるでしょう。治療法によって、その密度の濃さ（一週間に何時間するか）と治療期間の長さはさまざまです。一般的には密度の濃い治療のほうが治療期間は短くなります。最も密度の濃い治療は入院治療です。入院治療は二十四時間看護で、入院期間は通常かなり短めです（短くて一日、通常でも数日間）。入院治療プログラムは危機的状況に陥った人や自殺の危険が非常に高い人のために行われます。このタイプのプログラムの目的はたいてい、目の前に迫っている危機を乗り切る手助けをすることです。

入院治療の欠点は、その間は日常生活から切り離されてしまうことです。普段の生活から離れられるなんて魅力的に聞こえるかもしれませんが、自分が抱える問題と本当に向き合うのを妨げてしまう点は問題でもあります。また入院治療は集中治療なので、通常は長期間の治療としては勧められません。

入院治療ほど集中的でないプログラムは半入院治療です。このプログラムの治療は通常一週間に数日、一日数時間です。夜は帰宅することができ、一日二十四時間直接監視されるわけではないので、多くの場合、入院治療から外来治療（一週間の治療時間が短くなる）

への移行をスムーズにするために使われます。米国では半入院治療のプログラムは現在広がりつつあり、多くの地域で受けられるようになっています。実際、ＢＰＤをもつ人のための治療を提供する半入院治療はかなりたくさんあります。

外来治療は密度が最も薄く、最も一般的で、最もよく知られているタイプの治療です。外来治療はだいたいが一週間に一〜五時間です。このタイプの治療は通常一週間に一回か二回の個人療法で、これに何らかの形の集団療法やサポートグループへの参加が組み合わされる場合もあります。あなたの住む地域にもいろいろなタイプの個人療法があるかもしれません。なかでも一般的なものを以下に紹介します。

○認知行動療法（ＣＢＴ）――この療法では、感情、思考、行動をうまくコントロールするための新しいスキルを学びます。かなり体系化された治療である場合が多く、セッションでは、問題のあるパターンは何かを見極め、新しいスキルを学び、今までのよくない行動パターンを変えることに重点が置かれます。また宿題が出され、セッション以外でも新しいスキルを練習したり行動を変える努力をします。

○弁証法的行動療法（ＤＢＴ）――認知行動療法の一種で、先ほど説明した認知行動療法の要素（よくないパターンに気づく、新しいスキルを学ぶ、行動を変えるなど）に、さらに自分自身や自分の人生、そして他人を受け入れる方法の学習を組み合わせたものです。これについては、次の章で詳しく説明します。

○精神力動的精神療法――この療法は、さまざまな行動の理由、そのような行動パターンがどう始まったのかを理解するのを助けます。精神力動的精神療法では、育った環境に重点を置き、育ててくれた人やそのほかの人との経験が今の行動にどう影響しているのかを理解するのを助けます。この療法にはいろいろな種類があり、体系化されたものからそうでないもの、また現状に（過去の経験ではなく、現在の問題に）重点を置いたものからそうでないものまで、さまざまです。しかし精神力動的精神療法は全般的に認知行動療法ほど体系化されておらず、新しいスキルを学んだりセッション以外に宿題が出るということはあまりありません。

これらの治療法はどれも有効である可能性がありますが、BPD治療の専門家の多くが、できるだけ集中的でない治療を選ぶことがベストだと考えています。(43) 治療をできるだけ実際の生活の中に組みこんだほうが（そして自分自身の人生を送る時間と機会をできるだけ多くもったほうが）本人のためになるのです。

薬物療法

前述の心理療法に加えて、薬もＢＰＤの症状の一部を軽くするのに役立ちます。ＢＰＤ治療の専門家は全般的に、薬物療法はそれだけではあまり効果がなく、心理療法と並行して利用するのが最もよい、という意見で一致しています。[41] 一般的に薬物療法は精神科医から受けるものですが、内科医が薬を処方する場合もあります。薬物療法については、第10章で詳しくお話しします。

メンタルヘルス専門家の診察ではどんなことが行われるのか

ＢＰＤの心理アセスメントや治療を行うことのできるメンタルヘルスの専門家には、臨床心理士、精神科医、ソーシャルワーカーなどいろいろなタイプの職種があります。これらの専門家はみな心理療法を提供する訓練を受けていて、また多くが心理アセスメントを行う訓練を受けています。しかし、薬物療法を行うことができるのは精神科医だけです。

●心理アセスメント

徹底した心理アセスメントでは、気分、感情、思考、問題のある行動などについてたくさんの質問を受けるはずです。質問の多くは現在直面している症状のタイプに関するもので、また今までの人生で経験したことについて質問される場合もあります。ＢＰＤかどうかを判断するための質問は通常次のようなものです。

○人間関係が荒れたり混沌《こんとん》としているか。
○感情や気分がよく変わるか。
○死ぬつもりはないのに、わざと自分を傷つけたことがあるか。
○自分が誰なのか、自分が本当はどんな人間なのかが自分でもよくわからないか。

またアセスメントでは、気分、過去のこと（例えば、幼児期の虐待）、現在の症状、病歴、現在飲んでいる薬などについての質問が書かれた用紙に記入するように言われる場合もあります。

他人に、しかも会ったばかりの人に、心を開いて個人的なことを話すことに抵抗を感じる人もいます。アセスメントを行う人がどうせこんな人だろうと決めつけたり、拒絶したり、秘密を人に話してしまったり、気が狂っていると判断して病院に送ってしまうのではないかなどと想像して怖くなるかもしれません。

そのような心配があるのなら、その人にその気持ちを伝えることをお勧めします。何が怖いのか、心配なのかをきちんと話しましょう。そして安心できたら、自分について、そして自分が抱えている問題について、できるだけオープンに正直に話してください。なぜなら、抱える問題について助けを得るには、診察する人がその問題が何であるのかを正確に知る必要があるからです。

●個人療法

個人療法では、最初の何回かのセッションは患者について知るための段階で、なぜ治療を受けたいと思っているのか、現在抱えている問題、どれくらいの期間その問題に苦しんできたのか、過去に受けた治療などについて聞かれます。また多くの治療者が、子どもの頃の家族や友達との関係、恋愛・夫婦関係（結婚していれば）はどうか、学校ではどうだったかなど、患者の過去についても知りたがるでしょう。また、家族についても（精神的な問題があるか、診断されたことがあるか、治療を受けているかを含めて）質問があるかもしれません。

治療者が現在抱えている問題や過去の経験をある程度理解したら（通常数回のセッションが必要です）、おそらく治療の契約をする、つまり治療の目標やどこに重点を置いて治療するかなどについて取り決めをすることになるでしょう。正式な同意書や契約書をつくって署名をするわけではなくても、大半の治療者が治療の目標や治療で達成したいこと、目指したいことについて患者と話し合います。この話し合いの目的は、治療者と患者が治療で何に重点を置くかについて同意すること、そして治療において共通の目標をもつことです。お互いが同意したら、治療は次の段階へ進みます。すでに述べたように、治療の重点とセッションの構成は治療の種類によって異なります。

●集団療法

集団療法は種類がさまざまで、目標や目的もいろいろなので、グループに入ったら何をするのかや、メンバーとしてどんな役割が与えられるのかも、グループによって大きく異なります。例えば、集団療法の種類によって新メンバーの紹介のしかたが異なります。スキル習得のためのグループに途中から参加するのであれば、おそらくほかのメンバーに簡単な自己紹介をしてから、リーダーがその日の課題を進めることになるでしょう。人間関係に中心を置いた治療グループや精神力動的な治療グループの場合には、自己紹介はもっと改まったもので、自分のことを詳しく話したり、グループに参加した理由を説明するように求められたりすることもあるでしょう。この場合、おそらくほかのグループメンバーもそれぞれが自分のことを詳しく話すでしょう。また、新しいメンバーばかりが集まって新しい集団療法を始めるのであれば、最初のセッションではメンバー全員とリーダーの紹介の時間を少し長めにとり、グループのルールやガイドラインについても話し合うかもしれません。

●薬物療法

これはまれなケースですが、個人療法を受けずに薬を処方してもらうだけの場合、おそらく診察の回数は少なく、また時間も短いでしょう。医師による診察は最初の数回は少し長めで、現在と過去の症状、治療について詳しく聞くかもしれませんが、その後の診察は十五～三十分しかかからないでしょう。これらの診察では、主にその時点での症状や、症状に変化はあったか、薬の副作用はあるか、という点に重点が置かれるでしょう。薬の処方のためだけの診察であれば、話し合いの中心になるのは薬に関係した問題で、その他直面している問題ではないのが一般的です。別に心理的な治療を受けている場合はとくにそうです。でも薬物療法を行う人は大半が心理療法の訓練も受けています。もしほかに治療を受けていなくて薬物療法のためだけに診察を受けているのであっても、苦しいときにはこの医師にサポートをお願いしたり、問題に対処するのに役立つかもしれないスキルについてアドバイスをもらうことをお勧めします。

治療法・治療者を見つけるための具体的なステップ

ここまででＢＰＤの情報を得られる場所、利用できる情報源のタイプ、住んでいる地域で受けられるかもしれない治療法のいくつかについて、少しわかってもらえたかと思います。ここからは治療法と治療者を見つけるためのステップについて詳しくお話しします。

ＢＰＤ治療の訓練を受けた経験のあるメンタルヘルスの専門家を探す

まずインターネットはメンタルヘルスの専門家を探し始めるのにはもってこいの方法でしょう。多くのウェブサイトがＢＰＤ治療の専門家を紹介しています。もし、住まいの近くの臨床医を紹介してもらえなくても、探す方法はほかにもあります。例えば、地元の病院や大学のメンタルヘルスの専門家に連絡して紹介してもらうこともできます。こういった機関にいる専門家は一般的に地域で評判の臨床医を知っていますし、ＢＰＤ専門の治療プログラムについても教えてくれるでしょう。また地域によっては精神医療機関のリストがあり、分野ごとにいろいろなサービスが掲載されています。このようなリストは電話帳に載っていますし、また近くのメンタルヘルスの関連施設に聞いてみるのもよいでしょう。

徹底した心理アセスメントと診断を受ける

本やインターネットでＢＰＤについて読むと、自分がこの障害をもっているのかどうかがなんとなくわかってくるかもしれませんが、訓練を受けた専門家から正式な診断を受けることが大切です。なぜなら、何かの症状や障害についていろいろと読んでいるうちに、実際にはないのに、自分やほかの人にその症状があると思い始めてしまうこともあるからです。実際このような現象はいろいろな種類の障害や身体の病気について勉強する医学生によく見られ、「医学生シンドローム」と呼ばれているほどです。ですからＢＰＤについて本などを読む際に忘れてはいけないのは、自己診断はよくないということ、そしてどの治療を受けるかを決める前には徹底した心理アセスメントを受けて正式に診断してもらうことが非常に大事だということです。

治療法を推薦してもらう

通常は、何回か専門家の診察を受けて診断が出ると、自分が抱える問題の役に立つと思われる治療法を推薦してもらえます。治療を行う心理士や精神科医からアセスメントと診断を受けた場合には、その人自身が治療するかもしれません。しかし、アセスメントを行った専門家が治療を行っていない場合や、別の人から治療を受けたほうがよいだろうと判断する場合もあります。この場合はほかの専門家に紹介してくれます。また、個人療法だけでなく集団療法（弁証法的行動療法のスキルグループなど）や、薬物療法のために精神科医に紹介される場合もあります。紹介してもらうときには、紹介先の治療者の資格、経験、専門分野について遠慮なく質問しましょう。これは非常に大切なことなので、次のステップとして詳しく話します。

質問と話し合い

よい治療を受けるには、治療者と治療方法が自分に合っていることを確かめる必要があります。その唯一の方法は、できるだけ多くの情報を集めることです。できるだけ多くの質問をして、知識の豊富な消費者（患者）になりましょう。最良の治療のために役に立つ重要な質問には、次のようなものがあります。

○どんな資格をもっていますか（この治療プログラムはどんな認可を受けていますか）。教育や訓練はどこで受けましたか。免許はもっていますか。
○いつからBPDの治療をしていますか。
○BPD治療の専門訓練を受けましたか。BPD治療に経験はありますか。
○どんな治療を行っているのですか（認知行動療法、弁証法的行動療法、精神力動的精神療法など）。
○どんなタイプの治療を受けられますか（個人療法、集団療法、家族療法、薬物療法など)。複数のタイプの治療を受けることはできますか。
○治療は通常どれくらいの期間続きますか。
○この治療は一週間に何時間ですか。
○この治療では、私はどんなことをするのですか（宿題、グループへの参加など)。
○治療費はどれくらいですか。健康保険は使えますか。

自分が受けたいと思う治療を決める

治療の選択肢について十分な情報を入手したら、次は自分に最も適した治療を決めましょう。信頼できる人や機関から紹介・推薦をしてもらうことは確かに最初のステップとしてはよい方法ですが、自分にとって最も効果的な治療はどれかを決めることができるのは自分だけです。積極的に問題を解決するようなアプローチがよいなら、認知行動療法や弁証法的行動療法が合うかもしれません。自分と同じような問題を抱えている人の話を聞きたいなら、集団療法がよいでしょう。次に、どんな治療者がよいか（性別、年齢、性格など）を考えます。これらを順々に考えていくと、どの選択肢を選ぶべきかを決めるのに役立つでしょう。しかし治療者が自分に合っているかどうかを見極める最善の方法はやはり、実際に会って、自分が治療に何を求めているのかを伝えることです。表4の質問をいくつかしてみると、自分と治療者の相性を判断するのに役立つかもしれません。

勧められた治療が自分に合ったアプローチなのかどうか、それとも自分は治療に別のことを求めているのかを考えてみましょう。自分には別のアプローチのほうがよいかもしれないと思ったら、そのことを治療者に伝えてください。質問しても損はありません。それに治療者はそのような考えや提案を歓迎してくれるでしょう。

もう一つ考慮すべきなのは、自分が抱えている問題への対応のしかたを治療者がどう計画しているかということです。例えば、自傷

表4　治療者への重要な質問

- ○ これからやる治療は何という名前ですか。
- ○ この治療によってどんな変化が期待できますか。
- ○ この治療法は研究によって実証されていますか。
- ○ この治療法には何かリスクがありますか。
- ○ 診察の頻度はどれくらいですか。
- ○ 治療期間はどれくらいの予定ですか。
- ○ 治療を終了するタイミングはどのように決めるのですか。
- ○ 緊急時の方針はどのようなものですか。
- ○ 患者からの電話は受け付けていますか。
- ○ 自傷や自殺の衝動があるときはどうしたらよいですか。
- ○ 患者が自傷行動をしたり自殺の危険があるときはどうしますか。
- ○ 休暇や出張でいないときはどうなるのですか。

行動の衝動と闘っている場合、自分が治療中に自傷してしまったら治療者がどう対応するのか、きっと知りたいと思うでしょう。治療の目標はこのような危険行為を減らすことでしょうが、現実的に考えれば、人間というのは、ときにはつまずくこともあります。ですから、治療者がそのようなときの対策を考えているかどうかを確認しておくとよいでしょう。また、何度かつまずいたくらいで治療を放棄するつもりはない、ということも、確かめておくとよいかもしれません。

まとめ

この章でいちばんいいたかったことは、ＢＰＤをもっていても治療法があるということ、そしてそれを探す方法はどんどん増えているということです。自分（または自分の大切な人）が必要とする治療を探そうとするとき、どこから始めればよいのか、どんなふうに探せばよいのかを知ろうとするだけでも本当に大変なことです。でも糸口をつくってくれる情報源がいろいろとあります。

必要な治療法を探すうえで忘れてはいけないことは、正確な情報はいくら集めても多すぎることはないということです。誰にでも治療法や治療者に関する情報を得る権利があり、そしてこの情報を探すことが自分にいちばん合った選択をするのに役立つのです。ですから、自分に合った治療法を探す際には、質問をたくさんし、あらゆる選択肢を考慮し、そして自分の正直な気持ちに耳を傾けましょう。

第8章——弁証法的行動療法

マリアはもう限界に達していた。覚えている限りずっと自分の感情と闘ってきた。リストカットをするか、ウォッカを一瓶空けるか、自殺するか、それ以外に感情を抑える方法が思いつかないことがときどきあった。何度か自殺を試みたマリアは、とうとう治療を受けることにした。しかし、治療者と話をするだけでは満足できず、三回行っただけでやめてしまった。新しいことを学んで人生を変えたかったのに、これといった目的もなくただ話すだけでは、効果があるとは思えなかった。彼女は別の治療者のところへ行った。この治療者は自傷行動を続けるなら治療を打ち切ると告げた。自傷行動が問題だと思うから治療を受けようとしているのに、これではその問題を抱えているというだけで罰せられてしまう。治療者の言葉に落胆し、絶望しながらも、ほかの治療を探してみようと思った。そして、ついに弁証法的行動療法という療法についての情報を見つけた彼女は、近くのクリニックに電話をして予約を入れた。

この本で何度も述べてきましたが、ＢＰＤにも希望はあります。ＢＰＤには効果的な治療法があるのです。コントロールできない行動を減らし、自分の目標を達成し、人生の中で自分にとって重要な分野を改善するのに役に立つ治療法です。弁証法的行動療法（ＤＢＴ）[64]は、ＢＰＤに効果があることがわかっているいくつかの心理療法の中の一つです。

弁証法的行動療法の由来

一九七〇年代から一九八〇年代前半の話です。ワシントン大学の心理学者であり教授でもあるマーシャ・リネハンが、自殺願望のある女性に効果のある治療法を見つけるという困難な仕事を始めました。当時、自殺行動を行う人に効果のある治療はほとんどありませんでした。それでもいくつかの薬が効果的だという証拠（エビデンス）が少しと、いくつかの行動療法に多少の期待がありましたが、治療を求めてくる患者にとっては、砂漠を歩き続けながら、いつどこで水にありつけるのかまったくわからないような状態でした。リネハンを含め、自殺願望を抱える人を助けようとする人々の試みは、砂漠に水を引いて緑あふれる庭をつくろうとするようなものだったのです。しかし根気強い努力のおかげで、およそ二十年後の今では状況が変わりました。

弁証法的行動療法――生きる価値のある人生を見つける

マリアは治療者に、自殺したいという思いが頭から離れないことを伝えた。以前は自殺をしたいと思うのは恋人にふられるとか仕事をクビになるなど強いストレスを感じるときだけだったが、最近は鍵をなくす、車の中に鍵を入れたままロックしてしまう、母親とささいなけんかをするといった、イライラするようなことが重なっただけでも、自殺したいと思うようになっていた。こうしたちょっとしたイライラが起こるたびに「自殺さえすれば、もうこんな面倒なこともなくなるのに」と考えるようになった。治療者がこう言った。「問題はね、自殺は人生を改善する最悪の方法だということですよ」

リネハンの目標は、自殺願望のある女性が生きる価値のある人生を築くのを助ける方法を見つけることでした。弁証法的行動療法は「自殺するのをやめなさい」という治療ではなく、生きていたいと思えるような人生を築く手助けをする治療なのです。[64] もちろん、生きる価値のある人生を送るという目標と自殺行動をやめるという目標は密接に関係しています。なぜなら、生きる価値のない人生を生きたいと思うのは難しいことだし、死にたいと思っているときに生きる価値のある人生を築くのは難しいからです。

自殺願望を抱えている状態は真っ暗な部屋に閉じこめられているのとよく似ています。あまりにも暗くて出口が見えない状態です。実際には出口はいくつかあるのですが、それが見えないのです。ただそのうちの一つのドアは下からかすかな光が漏れています。これが「自殺のドア」です。自殺のドアはほかのドアよりもよく見えて、しかもたまたまその鍵が手もとにあるので、とても魅力的です。そして自殺のドアの前にずっと座りこみ、ときどきそのドアを見ては、そこに出口があるという思いで気持ちが楽になれるのです。そのうちに実際にドアを開けてみる（つまり自殺を試みる）こともあるかもしれません。問題は、自殺のドアの前にいると、暗い部屋から生きる価値のある人生へと通じているほかのドアが見えなくなってしまうことです。(65)

もう一つの問題は、自殺のドアの向こうに何があるのかがわからないということです。このドアをくぐり抜けることは、プールに水が入っているのか乾いたコンクリートがむき出しになっているのかも知らずに飛びこむのと同じです。自殺のドアの先に何があるのかは誰にもわかりません。私たちは自殺した人に何が起こるのかまったく知らないのです。自殺をすれば安らぎが訪れる、問題から逃れられると考える人もいますが、もしそうでなかったらどうでしょう。これはかなり危険な賭けです。パートナーに拒絶されたといって自殺をしてみたら、死後の世界で永遠にその人から拒否され続けるという罰が待っていたらどうでしょう。もしそうだったら大問題。なぜなら死んだ状態から自殺して逃げだすことはできないからです。

弁証法的行動療法が重点を置いているのは、ＢＰＤをもつ人が暗い部屋から抜けだす自殺のドア以外のドアを探し、充実して楽しく意義深く、そして何よりも生きる価値のある人生という光の中へ入っていくのを手伝うことです。

弁証法的行動療法の初期段階——心に残る考え方

リネハンが弁証法的行動療法を開発する際に目指したのは、自殺願望のある女性が自分の目標を達成し、精神的な苦痛を和らげるのを助ける方法を探すことでした。そのため、教え子と同僚たちが彼女が行うセッションを観察し、その中で効果的と思われる治療要素とそうでない要素を記録していきました。またリネハンは、うつや不安障害などほかの精神的な問題の効果的な治療法に関する文献を綿密にチェックしました。このような長期間にわたる懸命な調査により、慢性的に自殺願望を抱える女性に効果がありそうな治療法を組み立てていきました。そして、こうした女性の多くがＢＰＤの診断基準を満たしていることに気づき、弁証法的行動療法はとくにＢＰＤに苦しむ人のための治療法となったのです。

第2章で偏見について話したのを覚えているでしょうか。弁証法的行動療法ができる前、ＢＰＤに対する偏見は今よりもひどいものでした。ＢＰＤをどう治療すればよいのか誰にもわかりませんでしたし、また治療者にとってとくにフラストレーションがたまるのは患者を助けてあげられないことです。もちろん、ＢＰＤをもつ人は相手を操ろうとするとか怒っているなどと思われることが多かったことも偏見につながりました。

しかし弁証法的行動療法ができてから、この認識は変わってきているようです。マルコム・グラッドウェルは『ティッピング・ポイント』(34)という本の中で、世の中には「心に残る」考え方とそうでない考え方があると書いています。心に残る考え方は大きな鐘の音のように人の心に共鳴するので、人はその考え方に興味を抱き、いつまでも覚えています。リネハンは弁証法的行動療法を開発する中で、弁証法的行動療法を学んだ多くの臨床医、研究者、患者の心に残るようなたくさんの考えを思いついたのです。

とくに人の心に響くと思われる考え方には次のようなものがあります。

○BPDとは、生まれつき感情が非常に激しいことに加えて、その感情を人から認められないことで起きる障害である。

○苦しみやつらさから抜けだす方法の一つは、自分を、そして自分が経験することを受け入れることである。

○生きる価値のある人生を築くための方法を習得するということは、感情にうまく対処して許容し、行動をコントロールし、今この瞬間に対して注意を払い（マインドフルネス(223ページ)の練習)、人間関係にうまく対処する方法を見つけることである。

○治療者は患者に思いやりをもち、決めつけるような態度をとってはいけない。また、患者を受け入れることと、人生において重要な変化を起こす手助けをすることのバランスをうまくとる必要がある。

○BPDをもつ人はベストを尽くしているが、彼らはそれでも変わる必要がある。(64)

BPDをもつ人を治療していた治療者は、この障害をもつ人を助ける方法について、突然こうした考え方を耳にしたのです。そしてこうした考え方はいつまでも心に残り、治療者はBPDを治療することに興味をもつようになりました。

弁証法的行動療法の背景にある理論——生物社会的理論

マリアの治療者が弁証法的行動療法という治療法について説明を始めた。「この治療法では、あなたは小さいときからずっと感情的な人だったというふうに考えます。おそらく生まれたときからでしょう。でも単に大半の人よりも感情的というだけですよ。何かが起きると反応する。そして反応すると感情が非常に激しくて、しかも簡単にはおさまらない。問題は、こうした激しい感情をどうすればよいのか誰も教えてくれなかったということなんです。それどころか、あなたの話によれば、あなたが何かに動揺すると、ご両親は無視したり、やめろと言ったり、どなったりしたのですね。それでは感情に対処する方法が身につくはずがありません。問題は、今あなたが、非常にパワーのある車を運転していて、アクセルから足を離す方法がわからない状態だということなんです」

ほとんどの治療法は、患者の問題を引き起こしている原因が何なのかということについて、何らかの理論に基づいています。理論が治療の基礎となり、なぜ問題が起こっているのかを解明し、どのように問題を解決すればよいのかという方向性を治療者と患者に示してくれるのです。弁証法的行動療法ではこの理論を「生物社会的理論」と呼んでいます（図3）。この生物社会的理論によると、ＢＰＤは生物学的な要因（感情が生まれつき傷つきやすく激しいこと）と社会的・環境的な要因によって引き起こされます。

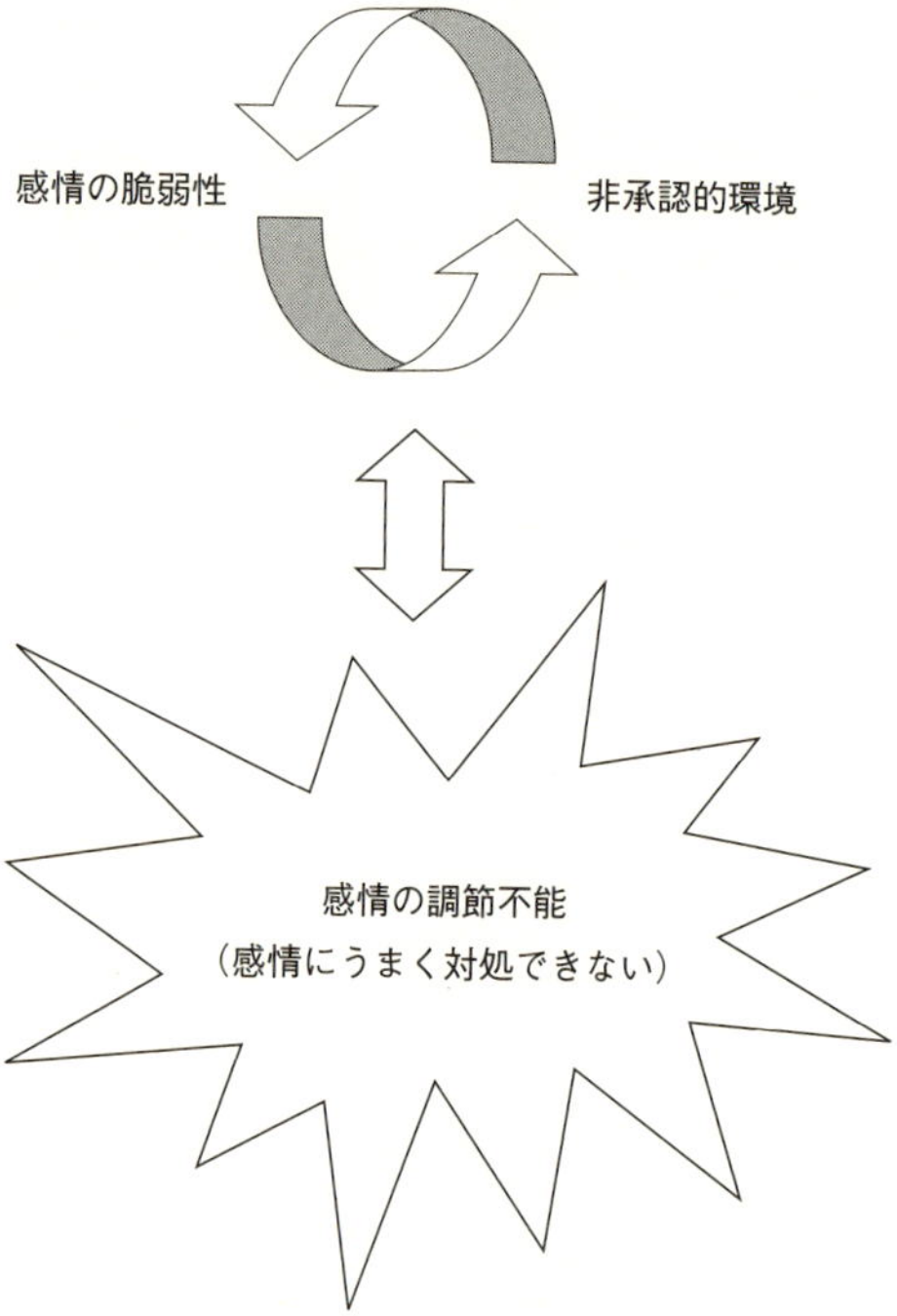

図3　BPDの生物社会的理論

感情の脆弱性

感情の脆弱性《ぜいじゃくせい》には次の三つの要素、①感情が敏感、②感情的に反応しやすい、③感情がもとに戻るのに時間がかかる、があります。[64]

●感情が敏感

「感情が敏感」とは、ほかの人には影響しないような出来事にも感情的に反応する傾向があることです。例えば、とても敏感な人は悲しい映画（またはテレビのCMでも）を見ると簡単に泣いてしまいます。また身近な人がわずかに不快な表情を見せただけで、自分が批判されているような気がして深く傷ついてしまいます。感情がとても敏感な人は、それほど敏感ではない人だったら気づかないようなちょっとしたこと（ちらっと見られる、声の調子など）も含めて、まわりに起こることのほとんどに反応するのです。

●感情的に反応しやすい

「感情的に反応しやすい」ということは、物事に対して非常に強く反応する、ほかの人よりも強く反応する、ということです。つまり、感情が非常に激しいということです。ですから、まわりに起こる多くのことに感情が反応する（敏感である）だけでなく、その反応が非常に強いのです。誰かから激しい人だと言われたことがありますか。もしそうなら、その人はあなたが感情的に反応しやすいということを言っていたのかもしれません。

●感情がもとに戻るのに時間がかかる

感情の脆弱性の三つ目の要素は、感情的に反応するとなかなか落ち着かない、ということです。「感情がもとに戻るのに時間がかかる」ということは、一度怒りなどの感情が生じると、それがおさまるのに長い時間がかかるということです。例えば、仕事を終える直前に上司と口論をして頭にくると、家に着いて家族に「ただいま」と言うときでもまだ怒りがおさまらなかったりします。そして家族が何か気にさわるようなことを言うと、上司との口論がまだ尾を引いている分、普段よりも怒りやすく、イライラしがちです。

非承認的環境

生物社会的理論では、ＢＰＤをもつ人は傷つきやすい感情をもっているだけでなく、自分の感情とどうつきあえばよいのかを学べない環境で育っています。非承認的環境では、感情とうまくつきあう方法を教えてもらうことができず（第３章）、そのように感じることはまちがっていると言われたり、感情的になると罰を与えられたり無視されたりします。このようなことが言葉で伝えられるとは限りません。態度で非承認が伝わることもあります。バスに乗っているところを想像してみてください。とても体重の重い人があなたの足を踏んだまま動かないとします。あなたが「痛い！」と言うと、その人は「そうみたいね」とは言うのに足を動かさない。これと似たようなことが非承認的環境ではときどき起こります。[64] 誰かの行動に気分を害したあなたがそのことを言っても、その人はそれをやめようとしない。どれも、あなたの感情を真剣に受け止めない環境にいる人たちの例です。

またすでに触れましたが、家族の中で自分だけが違うと感じながら育つだけで非承認になる場合もあります。どこかおかしいと誰かに言われるわけではなくても、自分はどこかおかしい、自分はやっかい者、部外者なのではないか、と感じることがあります。自分は人とは違う、人よりも繊細だと感じること、自分の感情に対処するのが人よりも大変であることは、とてもつらいことでしょう。最後に、第3章でもお話ししたように、BPDをもつ人が過去に肉体的、精神的、性的に虐待を受けていたという場合も多くあります。こうした虐待も非承認的環境の一部と考えられますが、大切なことは、虐待を受けたことはなくても家族やまわりの人から非承認を受けることはある、ということを知っておくことです。

生物社会的理論によると、BPDをもつ人たちは成長の過程でこうしたことを多く経験しています。あなたがもしBPDをもっているのなら、感情的になったときにまわりの人に無視されたり怒られたり軽視されたり拒否されたりした経験があるかもしれません。そしてその結果、自分の感情を恐れるようになったのでしょう。しかし、ＢＰＤを起こすのは、感情の脆弱性と非承認的環境の両方がある場合だということを忘れてはいけません。多くの人は、感情が脆弱でもＢＰＤを発症しません。同様に、子ども時代にストレスや非承認、虐待を受けた人でも、多くはＢＰＤを発症しません。この理論では、この二つの要因がそろって初めてＢＰＤを引き起こすのです。

　またこの理論では、どちらの要因も悪いわけではないということを理解することも大切だとしています。感情的な人間であることに悪いことなど何もありません。それどころか、感情的であることにはたくさんの利点があります。例えば、とても感情的な人にはおもしろくてカリスマ性のある人がたくさんいます。人生に対して情熱的で、人の痛みをよく理解し、また人と共感する能力に長けていて、繊細です。同様に、それほど感情的でない人が非常に感情的な人、とくに非常に感情的な子どもとの接し方がわからないとしても、その人を責めるべきではないのです。まるで非承認的環境と感情的な子どもとの間で悪循環が起こっているかのようです。子どもが感情的になると親やまわりの人はどうしてよいかわからないので、「そんなに感情的になるな」と言ったりします。それは、どうすればよいのか、その子どもをどうやって助ければよいのかがわからないだけで、傷つけたり動揺させようと思っているわけではないのです。

では、実際に感じていることを感じるなと言われたらどうなるでしょうか。きっとその感情をさらに強く感じてしまい、そのうえ、動揺したり身構えたり、もうとても自分の手には負えないと感じたりするでしょう。そして、もとの状態よりもさらに感情的になってしまうのです。まわりの人はますますどうしたらよいかわからなくなって、やはりもう自分の手には負えないと感じ始めたり、あるいはイライラしたり怒ったりします。

このように、この生物社会的理論では両方の要因が重要で、どちらかがもう一方を増幅してしまう場合があります。このようなことが、感情が脆弱な人に長期間にわたって繰り返し起こると、やがて感情をコントロールするのがとても難しくなり、自分の感情を恐れたり、自分の感情に耐えられないと感じたり、多くの時間を感情を避けて過ごしたりするようになります。実際ＢＰＤをもつ多くの人が、自分の感情から逃れるために自傷行動や自殺企図のようなことをする、と言っています(17)。薬物使用、過食、その他の危険な行動も、自分の感情から逃れるための行為です。ＢＰＤをもつ人は短期的に気分が楽になるようにこのような行動をとりますが、もちろん、こうした行動は長期的には別のさまざまな問題を引き起こします。

弁証法的行動療法における受け入れ、変化、弁証法

リネハンは弁証法的行動療法を開発していく中で、とても興味深いことに気づきました。すでに述べましたが、この治療法の開発において最初に行われたのは、ほかの障害に関する文献をていねいに調べ、いろいろな治療法をＢＰＤをもつ自殺願望のある女性に試してみることでした。その中には認知行動療法も含まれていました。認知行動療法はいろいろな障害に非常に効果のある治療法です。認知行動療法では、問題につながっている感情や考え方、行動は何かを見きわめ、それを変えるのを治療者が手伝います。さまざまな問題にかなりの効果があるようでしたが、リネハンの患者の中には治療に対する反応が悪い人も多くいました。気分を害したり、治療をやめてしまったり、セッションに来なかったりしたのです。多くの人が自傷行動や自殺企図はやめたものの、認知行動療法を好きになれず、自分が認められない（非承認）、誤解されていると感じました。患者が治療者に理解されていないと思うようでは、治療の効果はなかなかあらわれません。そこでリネハンは、

患者が理解されていると感じ、また自分自身、自分の人生、ほかの人のことを受け入れることを学べるような方法を使い始めたのです。[87]

弁証法的行動療法における承認

弁証法的行動療法では、患者が理解されていると感じられるように「承認」を使います。承認とは、治療者が、患者がこう思ったと言ったら本当にそう思っているのだということを認め、こう感じたと言ったら本当にそう感じているのだと認め、そして心から関心をもっていること、理解していることを患者に伝えることです。弁証法的行動療法の治療者は患者が経験したことをできるだけ多く承認する、つまり心から関心があること、理解していること、共感していることを患者に伝えようとします。

弁証法的行動療法における受け入れ

弁証法的行動療法では、治療者は患者が自分自身、世の中、自分が抱いている感情、ほかの人を受け入れられるようになるために、マインドフルネス（気づき）などのスキルや現実をありのままに受け入れる方法を教えます。受け入れるということは賛成したり賞賛したり好きになったり欲したりすることとは違いますし、もちろんその代わりに何かをあきらめたり、しかたなく服従することとも違います。受け入れるということは、何かを変えようともがくのをやめて、それを今の状態のままにしておくことです。例えば、ひどく動揺してしまったときには、その気持ちを変えたいと思うでしょう。それはよくわかります。問題は、どんなにがんばっても気持ちを変えられないことがあるということです。このような場合、自分の感情を変えようとすればよけいに苦しいだけです。

過去にあった何かをなかなか受け入れることができないというときにも、同じことが起こります。どんなにがんばっても過去を変えることはできません。今は後悔していることをしてしまったという事実、恐ろしいことやトラウマを残すようなことが起こったという事実、身近な人が亡くなったり去っていったという事実は変えられません。このようなことを変えようともがけばもがくほど、つらい気持ちは実は強くなってしまうのです。受け入れるということは、何かを変えようともがくのをやめ、物事を（少なくとも今のところは）あるがままの状態にしておくことなのです。

もちろん、受け入れるということは、実際に変えられることも変えてはいけないということではありません。過去に起こったことや自分が動揺することがあるという事実は変えられませんが、動揺したときに自分を落ち着かせる方法や、対人関係や生活の中の個々の問題を解決する方法を見つけることはできます（それによって動揺する回数が減るかもしれません）。

弁証法的行動療法における変化と問題解決

弁証法的行動療法は問題を解決する治療法でもあり、難しいけれどもとても必要な方法で患者が変わるのを後押しします。弁証法的行動療法は実際的な治療法で、人生の問題を解決することに重点を置きます。自殺願望のあるＢＰＤの人には、当然人生の中に変えなくてはいけない何かがあるわけです。何かを変えるのを手伝ってくれない治療者の治療を受けるのは、ロサンゼルスまでの行き方を聞いているのに行き方をまったく教えてもらえないのと同じことです。これから説明しますが、変化を伴わない受け入れも、受け入れを伴わない変化も、あまり助けにはなりません。

弁証法的とは何か

「弁証法的」が弁証法的行動療法の中心的な言葉となっているのは、この治療法が受け入れと変化のバランスをとることを重視しているためです。[64]「弁証法的」とは、良いと悪い、正しいとまちがっている、したいこと（例えば、海辺でリラックスしながらカクテルを飲むこと）としなければならないこと（例えば、仕事に行くこと）など、正反対のものが対立している状態のことです。また、物事をありのままに受け入れる必要と人生を変える必要との間の対立もそうです。つまり、弁証法とは綱引きの綱のようなものなのです。

弁証法的行動療法の弁証法的理論では、こうした正反対の事柄を一つにまとめて、より完全な何かをつくることに重点を置いています。[64] 例えば、仕事と家庭のバランスをとろうと奮闘している人は多いと思いますが、家族と時間を過ごしたくても、よい仕事をするためには家族との時間を削って長時間働かなければいけない、というプレッシャーもあります。もし完全にキャリア一筋になってすべての時間を仕事に費やせば、仕事では人に勝っても家族関係は崩れてしまうでしょう。逆にすべての時間を家族に費やせば、仕事はクビになってしまいます。つまり、どちらか一方（仕事か家庭）だけでは不完全で、それだけでは私たちが人生に求めるもの（仕事と家庭の両方でうまくやること）を手に入れることはできません。弁証法は、正反対のもののバランスをとって一つにまとめることで、この目標を、そしてさらにほかの目標も達成する方法なのです。

もう一つ例をあげると、弁証法的行動療法の治療者の大きな目標の一つは、患者を受け入れることと患者が人生において変化を起こすのを助ける必要性とのバランスをとることです。受け入れと変化は綱引きのようなもので、もし治療者が変化ばかりさせようとすれば、患者はうんざりし、非承認されたと感じ、怒り、治療をやめてしまうかもしれません。逆に治療者がどんなに理解しているか、受け入れているかを患者に伝える以外に何もしなければ、治療はまったく進展しないでしょう。ＢＰＤに苦しんでいる人（とくに自殺願望を抱えている人）は、生きる価値のある人生を送るために何かを変えなければならないことが自分でもわかっているはずです。変化だけで受け入れがなくても不完全だし、受け入れだけで変化がなくても不完全なのです。弁証法的行動療法において治療者が目指すのは、患者に最も役立つような方法で受け入れと変化のバランスをとり、その二つを一つにすることです。

弁証法的行動療法では何をするのか

弁証法的行動療法はＢＰＤのための包括的な治療法で、五つの重要な目標があります。

この目標は「機能（function）」とも呼ばれています。[21][116][118]

1　患者が生きる価値のある人生に向けて努力する意欲を起こし、自傷行動や自殺企図などの生命を脅かす行為をやめるのを助ける。
2　患者が自分の目標を達成するために必要な新しいスキルを学ぶのを助ける。
3　前進と改善を促すような治療環境をつくり、また患者が前進を促すような方法で自分の環境を模索するのを助ける。
4　治療者が患者を助ける意欲とスキルを維持するのを助ける。
5　患者が治療で学んだことを現実の生活で使えるようになるのを助ける。

患者がこれらの目標を達成するのを助けるため、弁証法的行動療法には四つの構成要素があります。

1　個人療法
2　電話カウンセリング

3　スキル・トレーニング

4　セラピスト・コンサルテーション・チーム

個人療法

個人療法は通常週一回、約一時間行われ、日々の生活における問題に対処するのを助けることに重点が置かれます。弁証法的行動療法では毎週、治療者から渡されるダイアリーカードという用紙に記入します。このダイアリーカードには、毎日どう感じているのか（どのくらい惨めか、どのくらい気分がよいか）、自傷行動や自殺企図をしたい気持ちになったか、実際に自傷行動や自殺企図をしたか、処方された薬をきちんと飲んでいるか、などを記録します。

毎回のセッションにはダイアリーカードを持参し、治療者と一緒に「治療の優先順位」を決めて、何に最も集中すべきかを考えます。この本でも何度も述べてきましたが、ＢＰＤをもつ人はたいてい、人生に多くの問題を抱えています。慢性的なうつや過剰なストレスを抱えていたり、人間関係がうまく築けない、仕事がうまくいかない、パニック発作を起こす、自殺行動を行うなどの問題に奮闘しているのです。人生が、片づけが必要なとても散らかった机のような状態だとしましょう。机の上は紙切れやガムの包み紙、ペン、鉛筆、食べかけのリンゴ、古いカレンダー、汚れたノート、割れたコップなどで埋め尽くされています。あまりに散らかっていると、片づけを始めることを考えただけで途方に暮れてしまいます。一気に全部は片づけられないので、どこから始めるか決めなければなりません。片づける最中には、けがをしないよう、割れたコップを片づけるところから始めるとよいでしょう。

弁証法的行動療法では、患者と治療者は治療の優先順位を見て、何から始めるべきかを決めます。たいてい治療は優先順位の高いもの、つまり命を脅かすような行動をコントロールすることから始めます。命を脅かす行動とは、自殺企図や自傷行動など差し迫って患者の命を危険にさらすような行動を指します。また人の命を脅かす殺人も含まれます。ここでの大前提は、治療は死んでしまった人は助けられないということです。また、殺人を犯して刑務所に入ってしまっても同じことです。

弁証法的行動療法で二番目に重要なターゲットは「治療妨害行為」です。これは、治療が進展すること、患者が治療から恩恵を受けることの妨げとなるような、患者または治療者による行動です。患者側としては、セッションに遅れる、セッションに来ない、話をきちんと聞かない、治療者に向かって大声を出す、治療者に何度も何度も電話する、などの行動を指します。治療者の場合は、患者の話をきちんと聞かない、考えごとをする、大事なことを忘れる、遅刻する、セッションに来ない、患者に変化を強要しすぎる（しなさすぎる）などです。治療妨害行為があった場合には、治療者と患者が話し合い、解決方法を見つけることが必要です。

三つ目の重要なターゲットは、患者がある程度の質の生活を送る能力の妨げとなるものです。その中には、薬物やアルコールの問題、うつ、失業、ホームレス状態、などの問題があります。セッションでは、毎回ほとんどの時間を優先順位の高い問題についての話し合いに費やします。そして毎回のセッションでの治療者の役割は、患者が人生における問題を解決し、意欲を維持し、本人が送りたいと思うような人生に向かって前進し続けるのを助けることです。

電話カウンセリング

個人療法において、電話カウンセリングは重要です。助けが必要なときには、治療者がセッションの合間に、電話、メール、その他患者と治療者にとってベストな方法で対応します。弁証法的行動療法では、主に治療者が電話を受けるのは、自殺の危機を減らす、新しいスキルを日々の生活に応用するのを助ける、治療者と患者の間の衝突や問題を解決するため、です。[64] しかしお互いの同意があれば、ほかの問題について電話をする場合もあります。電話カウンセリングは治療を日々の生活に取り入れた個人療法の一部と考えればよいでしょう。

スキル・トレーニング

スキル・トレーニングは弁証法的行動療法のとても重要な要素です。スキル・トレーニングでは、人生を改善し目標を達成するのに必要な新しいスキルを学ぶのを助けます。スキル・トレーニングはたいてい三〜十二人の患者グループを二人の治療者が指導するもので、セッションの長さは一時間半〜二時間半です。通常は、最初の一時間くらいで前回出された「宿題」の復習をし、残りの時間で新しいスキルを学びます。グループは学校の授業のような感じです。

弁証法的行動療法スキル・トレーニング・グループは、プロセスグループなどほかのセラピーグループとは異なります。「プロセスグループ」では、例えばグループのほかのメンバーに対する感情の反応、ほかのメンバーとの人間関係や問題、自分の過去とそれが現在の自分にどう影響しているのか、などについて話し合います。これとは対照的に、弁証法的行動療法のグループはもっと体系化されていて、グループのほかのメンバーに対する感情や、過去の経験、自分の問題行動については話し合いません。重要な新しいスキルを学ぶことに主な重点を置いたグループなのです。

弁証法的行動療法で学ぶスキルはマインドフルネスのスキル、対人関係を有効に保つスキル、情動制御スキル、苦悩に耐えるスキルです。以下、これらの技能について簡単にまとめます。

●マインドフルネスのスキル

「マインドフルネス」というのは、意識をはっきりもち、その瞬間その瞬間に何が起きているかに意識を集中させている状態、または「今ある現実に対する意識を絶えさせない」（文献(47)11ページ）状態です。ヨガ、ピラティス、武術などをしている人は、今ここで起こっていることに意識を集中するという呼吸法をやったことがあるでしょう。以下にマインドフルネスのカテゴリーの中に入る弁証法的行動療法のスキルをあげます。

○判断を下すことなく、今という瞬間に意識を集中する。
○今ここで起こっている知覚（視覚、聴覚、臭覚、触覚）に気づく。
○今起こっていることの「事実のみ」を描写する。
○今自分がしていることに完全に打ちこむ。
○一度に一つのことだけに集中して、うまくいくやり方だけを使う。

●対人関係を有効に保つスキル

「対人関係を有効に保つスキル」とは、人との関係に効果的に対処する助けとなるものです。すでに述べましたが、ＢＰＤに伴う問題の一つは他者との関係にトラブルがあることです。自分自身の人間関係が荒れている、混沌《こんとん》としている、むなしい、または疲れることに気づいている人もいるでしょう。また、こうしてほしいと人に言ったり人から頼まれたことを断ることがなかなかできないこともあるでしょう。対人関係を有効に保つスキルとは、対人関係に効果的に対処するためのもので、以下のようなものがあります。[64]

○人間関係について目標とすることをいつも忘れない。
○受け身にも攻撃的にもなりすぎずに、効果的に人に頼みごとをし、頼まれごとを断わる。
○人の気持ちを承認し、人には正直に誠実に公平に接する。

●情動制御スキル

「情動制御スキル」とは、感情を効果的にコントロールする助けとなるものです。前述したように、ＢＰＤの大きな問題の一つは感情をなかなかうまくコントロールできないということです。混乱するとどうしたらよいのかわからなくなる、何をしても気が楽にならない、ということはないですか。薬物や自傷行動など、気分を楽にする効果が実際にありそうな手段は、別の問題を引き起こします。情動制御スキルは別の問題を引き起こすことなく感情をコントロールするためのもので、以下のようなものがあります。[65]

○感情を効果的にコントロールする。
○自分の感情を観察したり、受け入れる。

○感情を変動（増加または減少）させる。
○生活の中に楽しいことを増やし、自分を大切にし、身体と心の欲求を満たすことで、感情にあまり左右されないようにする。

●苦悩に耐えるスキル

ときには、少なくともその時点で困難な状況を切り抜けるにはそれを我慢する以外にはないという場合もあります。例えば、誰かに車を傷つけられたけれども修理に一週間くらい行けないというときは、車に傷がついているという事実を一週間我慢する必要がありまず。それと同じことで、つきあっていた人と別れてひどく動揺しているときには、どうにか切り抜ける方法が見つかるまで自分の感情と状況に耐えなくてはなりません。「苦悩に耐えるスキル」は、状況をさらに悪化させることなく、つらい出来事や考え、気持ちに耐えて切り抜けるためのもので、以下のようなものがあります。[65]

○状況をさらに悪化させることなく、困難な状況や感情を切り抜ける。
○つらい経験から気をそらす、または今の瞬間をもっとよく、楽しくすることで、危機を乗り越える。

○現実をありのままに受け入れる。

セラピスト・コンサルテーション・チーム

セラピスト・コンサルテーション・チームは、弁証法的行動療法のもう一つの大事な要素です。治療者によるこのチームは通常週に一回ミーティングを行って、BPD患者の治療に弁証法的行動療法を使ううえでのさまざまな問題について話し合います。リネハンは弁証法的行動療法を開発する中で、自殺企図や自己破壊的な行動をとる患者を治療する治療者にもストレスがかかることに気づきました。治療者は患者のことを思い、ベストを尽くしたいと思っていますが、治療者も人間です。BPDをもつ人がつらいと思う苦しみと関わる治療者にも、かなりの負担がかかるのです。

BPDをもつ人ならば、このような状態は理解できると思います。自分のことを大切に思ってくれる人が、自分が苦しんでいるのを見てつらい思いをしていることに気づいているでしょう。ですから、治療者が意欲を保ち、効果的な治療を行えるようにすることがとても大切なのです。これがセラピスト・コンサルテーション・チームの目的です。

セラピスト・コンサルテーション・チームの考え方は、チームが担当する患者の治療はチームのメンバー全員で行う、というものです。ですから、すべてのメンバーが、実際に治療を行う治療者と同じだけの責任をすべての患者に対して感じています。治療者は意欲をもち続け、うまく行動し、効果的な治療を提供するために、お互いに助け合います。チームのメンバーは通常、弁証法的行動療法を行いながらBPDや関連の問題（感情をコントロールできない、自殺行動など）を抱える患者を担当している治療者です。メンバーはお互いに支え合い、励まし合います。そして治療が違う方向に進みそうなときには意見を交換したり、また治療者が燃え尽きていないか、効果的でない戦略を治療に使っていないか、をチェックします。コンサルテーション・チームとは基本的に、治療者のための治療のようなものです。私たちもいくつかのチームに参加したことがありますが、これは弁証法的行動療法で最も報われることの一つだと実感しています。また患者も、自分の治療者が最善の治療を行えるように支援するグループがあるということで安心できます。

弁証法的行動療法の科学的根拠

なぜ私たちは、この本で弁証法的行動療法を紹介したのでしょうか。単にその考え方が「心に残る」とか興味深いというだけではありません。この治療法が効果的だからです。この治療法に効果があるという本当の意味を理解するには、そもそも新しい治療法というのがどのようにしてつくられテストされてきたかを知るとよいでしょう。

まず初めに研究者は新しい治療法の必要性を感じます。弁証法的行動療法の場合は、自殺願望を抱える女性に効果のある治療法がなかったことから、新しい治療法の必要性が明らかになりました。

次に研究者は、シェフが新しいレシピを試すときのように、新しい治療法の材料を混ぜ合わせて、治療者がそれをよいと思うかどうか、使ってみようと思うかどうかを調べます。シェフは気に入ってもらえたかどうかによって、レシピに手を加えるか、あるいは定番メニューとしてお客さんに出します。新しい治療法の開発もこれとよく似ています。研究者は新しい治療法の材料を混ぜ合わせ、ほかの人に試してもらって、気に入るかどうか、問題がないかどうかを確認します。これを「実行可能性」の研究といいます。問題がある治療や実行可能でない治療はそこで中止されます。

その次に研究者は、患者の意見を聞き、治療の効果がどの程度出ているかに基づいて修正を加え、そして治療マニュアルを作成します。次に、無作為臨床試験（ＲＣＴ）と呼ばれる比較試験を行ってマニュアルのテストをします。無作為臨床試験とは、患者を新しい治療法を受ける人とほかの治療法（対照となる治療）を受ける人に無作為に（例えばコインを投げて裏表で決める）分けて行う試験です。対照となる治療では、別の種類の介入が行われる場合もあれば、新しい治療法を受けさせるまでしばらく待たせるだけの場合もあります。無作為臨床試験は治療が効果的かどうかを調べる研究における究極の判断基準です。

弁証法的行動療法については、これまでに無作為臨床試験の結果が八件発表されています。これらの研究はほとんどが、自殺企図や自傷行動を行うＢＰＤをもつ女性を対象にしたものです。また研究の多くはＢＰＤをもつ人によく使われてきた治療と比較しています。例えば最初に行われた研究[67]は、弁証法的行動療法と「従来治療」（その地域でＢＰＤをもつ人が通常受けていた治療）とを比較したものでした。自殺企図、自傷行動、怒りの問題、病院や救急医療を利用する回数を減らす効果で、弁証法的行動療法のほうが優れていました。また従来治療よりも患者が社会で機能するのを助ける効果が高かったほか、コストが安いこともわかりました。

この最初の研究以降も弁証法的行動療法に関する研究がいくつか行われました。最近行われた研究[68]では、この地域でＢＰＤ治療のエキスパートである治療者のグループが行っていた治療法と比較しました。この研究では、自殺企図率、自殺企図や自傷行動の医学的リスク、入院、怒りの問題、途中で治療をやめてしまう人の数を減らす効果で、弁証法的行動療法のほうが優れていることがわかりました。ほかのいくつかの研究結果からも、弁証法的行動療法がとくに自殺企図、怒り、衝動のコントロールに関する問題を減らし、社会機能を向上させることに効果のある治療法であることがわかっています。[87]

ＢＰＤに伴う心の悩み（ほかの心理学的な問題）についてお話ししたのを覚えているでしょうか。研究者たちは弁証法的行動療法がこうした問題、とくに薬物使用と摂食障害にも有効かどうかを調べました。研究結果は非常に有望なものでした。例えば、ある研究では、過食の問題を抱える人に対する効果が調査されました。治療を終えた段階で八九％の患者が過食をやめていました。[89][105] ほかの研究では、ＢＰＤをもつ人の薬物使用を減らすことにも有効だとわかりました。[71] さらに、弁証法的行動療法に関する研究のほぼすべてで、患者がうつ状態や絶望的な気持ちが軽減したと感じました。

まとめ

弁証法的行動療法はBPDに対して非常に効果的であることが証明されているいくつかの治療法の一つです。もし弁証法的行動療法についてもっと知りたいのなら、この本の文献（346ページ）にあげてあるリネハンの著書[64][65]を読んでみてください。この治療法について、また患者が習得するスキルについて書かれています。以下に、この章で取り上げた情報をまとめます。

- 弁証法的行動療法はワシントン大学の教授、リネハンによって、自殺願望をもつ女性に効果のある治療として開発された。
- 弁証法的行動療法の治療者は患者を受け入れて承認すること、患者が自分自身、世の中、他人を受け入れる手助けをすることに重点を置く。
- 弁証法的行動療法は患者が人生における問題を解決し、自分の目標に向かって努力するのを助ける実践的な治療法である。

□患者は通常、個人療法を週一回受け、スキル・トレーニング・グループに参加する。治療者はほかの治療者とチームをつくり、お互いに意見交換をし、励ましサポートし合う。
□弁証法的行動療法がBPDに効果があることが複数の研究によって証明されている。ほかのどんなBPDの心理療法よりも多くの科学的証拠に裏づけられている。

第9章――メンタライゼーションに基づく治療（ＭＢＴ）

ベロニカは両親との間に距離を感じていた。両親が養ってくれることをありがたいと思ってはいたが、両親は生計を立てるためにいつも忙しく、ベロニカとの関係は親密ではなかった。だから、両親は自分のことを理解していないし、自分は両親を理解していないと思っていた。この距離感が、感情をコントロールしたり人との関係を築こうとしたりするときに障害になった。ベロニカにとって、人間関係は大きな不安と混乱のかたまりだった。理解できなくて、どうやってこの状況を変えたらよいのかわからなかった。それに加えて、他人を理解したり相手が何を考えているのか読み取ることもできなかった。この混乱の中で、彼女は圧倒され、コントロールを失った。彼女には助けが必要だったが、誰に頼めばよいのか、どうしたらよいのかわからなかった。そんなとき、ＭＢＴについて読み、これなら自分を助けてくれるのではないかと思った。

この章では、ＢＰＤのための弁証法的行動療法以外の治療法、メンタライゼーションに基づく治療（ＭＢＴ）について述べていきます。(7) ＭＢＴは弁証法的行動療法ほど行われていませんし、ＭＢＴが有効だという証明のための研究も行われていません。最初のＭＢＴの研究は一九九〇年代後半に行われ、(7) 二回目の研究は二〇〇七年に終了する予定です。よって、ＭＢＴについて弁証法的行動療法ほどには耳にしたことはないでしょう。しかしながら、研究結果はこの治療に効果があることを示しています。実際、最初の研究結果は弁証法的行動療法の研究結果に類似していました。つまり、将来的にはＢＰＤの治療として有効なものになると期待できそうなのです。

ＭＢＴとは何か

ＭＢＴはアンソニー・ベイトマンとピーター・フォナギーが開発した治療法です。部分的に弁証法的行動療法に似ていますが、ＢＰＤとは何か、どのように扱えばよいのかという点でかなり異なります。第８章で述べたように、弁証法的行動療法は生物社会的理論に基づいています。これによると、感情的脆弱性《ぜいじゃくせい》と問題をコントロールする感情がＢＰＤ

における最大の問題です。ＭＢＴの見解はこれとは異なり、感情の問題に注目するのではなく、自分が何者かという感覚や「自我」に焦点をあてます。ＭＢＴによると、基本的にＢＰＤは「自我構造」の弱さと不安定な自己、自己理解の浅さの結果起きる障害だとされています。

ＭＢＴと弁証法的行動療法では、ＢＰＤとは何か、なぜＢＰＤをもつのかという考え方がかなり異なるので、ＢＰＤのための治療がかなり異なっていることもすんなりと受け入れられるでしょう。

治療の種類

まず、ＭＢＴは精神分析的治療法であり、認知行動療法ではありません。つまり、ＭＢＴは弁証法的行動療法よりも「会話療法」なのです。ＭＢＴでは、治療者と話をして、自己理解、他者との関係性についての理解を深めていきます。つまり、弁証法的行動療法のように新しいスキル（技法）を学び、多くの課題をする方法とは異なります。弁証法的行動療法で学ぶのと同じような新しいスキルを習得するにしても、ＭＢＴではもっと間接的な方法で学ぶことになります。

この章では、ＭＢＴでどんなことが期待できるかを述べていきます。

ＭＢＴにおける目標

ＭＢＴの治療で焦点をあてる事柄や目標もまた弁証法的行動療法と異なります。前の章で述べましたが、弁証法的行動療法では、健康的な方法で感情を調節し、事柄がさらに悪い方向（例えば、自殺企図、自傷行動など）に行かないように焦点をあてます。それに対してＭＢＴでは、メンタライゼーションを高めることに焦点をあてます。メンタライゼーションとは、自分やまわりの人の行動は心理状態、つまり考え、気持ちや願望から起こるということを理解する能力です。基本的に、メンタライズする方法を学べば、考え、気持ち、願望などから起こる自分の行動を理解できるようになります。それぞれの行動は不意に起きたり、任意に起こるものではなく、感情や考えに基づいて起こるのです。

ＭＢＴの基本的な考え方の一つは、ＢＰＤをもつ人は心理状態がどのように行動につながっているのかを理解するのが困難だということです。例えば、ＢＰＤをもつ人はどなったり飲酒したり自傷し始めた理由や、何が原因でそのような行動を起こしたのかがわかりません。もし、あなたがＢＰＤをもっているのなら、衝動的な行動は「ただ起こった」

「不意に起きた」と感じているでしょう。それどころか、衝動的に行動する前に自分の気持ちや考えに気づけなかったり、心理状態と行動の関係性が理解できないでしょう。感情と行動の関係性が理解できないというのは、関係性がないのとは違い、ただそれに気づかないというだけです。ＭＢＴでは、心理状態と行動の関係性を理解する手助けをします。

もちろん、自分の心理状態が行動にどう影響しているかは重要ですが、他者の行動の根源がどういった心理状態によって起こるのかを理解することも重要です。例えば、母親が十代の息子の飲酒運転を怒ってどなったとします。メンタライゼーションができれば、息子は母親は不安と怒りからどなったので、二度と同じことを繰り返さないでほしいと思っていることが理解できます。しかし、もしメンタライゼーションができないなら、母親の怒りが気持ちや考えとどんなふうにつながっているかわからないでしょう。

また、メンタライゼーションには、心理状態と行動は関係はあるけれども別個のものでもある、ということを理解する能力も含まれます。例えば、隣に座っている男性が泣いていたとして、それは悲しいからかもしれないし、気持ちを傷つけられたからかもしれないし、それどころか怒っているからかもしれない、ということを理解することなのです。そしてまた、自分自身がどう思っているか、どう感じているか、どうしたいのかを理解することでもあるのです。こんな話は覚えがありませんか。そうです。弁証法的行動療法でも、何を感じ、何を考えているかを理解することが重要だとお話ししましたね。実際に、これは二つの治療の類似点です。MBTも弁証法的行動療法も、BPDをもつ人は自分が何を感じているのか、その瞬間瞬間に感じたり考えたことがどんなふうに行動（衝動的な行動を含む）に影響するかを理解することが困難だ、という問題点に基づいています。

MBTを支える理論

メンタライゼーションはたいてい、幼少期に徐々に学んでいくものです。[9] 育てる人との間に支えと思いやりのある関係を築けた子どもは、生まれて最初の数年間でメンタライゼーションを養います。子どもは自分が考えていること、感じていることを「ミラーリング（鏡のように映しだすこと）」の過程で学びます。例えば、子どもが父親といるときに泣きだしたとしましょう。父親は「悲しいの？　どうしたの？　どうして悲しいの？」と聞きます。この父親の質問と子どもへの感情の関心によって、子どもの感情は鏡に映しだされ、認められ（承認され）、泣くことは悲しいことを意味していると理解します。すると、感情をあらわす言葉が与えられ、また誰かが理解や関心を示してくれることを理解するようになるので、子どもにとって、感情を学び始めるよい方法になるのです。そのうち、子どもは自分の感情を鏡に映しだす方法を応用するようになり、理想的に自分の気持ちを承認し、分類できるようになります。

メンタライゼーションが養われるには年月がかかるので、子どもがそれを完全に習得するまでに、たいてい二つの段階を踏みます。この二つの段階は、子どもが自分の行動と心理状態を理解しようとする初期段階です。

その二段階のうちの一つは「心理的等価」と呼ばれています。この段階では、他者は自分と同じで、同じことを感じると信じています。これは、他者を含む外の世界を自分の直接的な経験の延長上として体験するような感じです。この段階では、外の世界は自分と同じだから自分はすべてを知っていると思うでしょう。

例えば、あなたは人前で話すのが苦手だとします。ある講義に行き、講義中に話し手が冗談を言ったのに数人しか笑いませんでした。もし、心理的等価の段階にいるなら、話し手が恥ずかしくてパニック状態になっていると思うでしょう。なぜなら、もしあなたが話し手の立場だったらそう感じるからです。話し手とあなたが同じ考え、心理状態だと思っているので、話し手が聴講者の反応など全然気にしないということを思いつくことすらできません。

心理的等価はすべてのことが個人的なものに感じられるので圧倒されてしまうという問題点があります。自分自身の人生を生き、さまざまな体験をするだけでも大変なのですから、自分のまわりの人や事柄すべてと自分が結びついていると感じたら対処しきれません。

メンタライゼーションの能力を完全に育てるまでの第二段階は、「見せかけモード」です。この段階では、自分の心理状態は完全に外界や自分以外の心理状態から切り離されます。自分自身、自分の感情、まわりの世界と切り離されており、すべてのことが非現実的に感じられます。例えば、見せかけモードにいる人は、自分が実際に悲しくなくても、実際の世界や外界と結びつけなくても、悲しいことがどういうことか考えられ、悲しさを「試着」することができます。これは、実際に悲しいと感じていなくても、悲しみがどんなものか話すようなものです。基本的には、見せかけモードは解離と同じです。一般的に見せかけモードは、不快で孤独な体験です。

では、今までに述べてきた心理的等価と見せかけモードは、どのようにメンタライゼーションと関わりがあるのでしょうか。もう、お気づきかもしれませんが、この二つの段階は正反対で、二つの異なる極をあらわしています。まず心理的等価では、自分のまわりの世界は自分の世界の延長上にあります。一方、見せかけモードは、自分の世界と外の世界とを分離、孤立させた考え方です。

自分自身や他者をもっと理解できるようになるために、メンタライゼーションはこの二つの段階のバランスを保つのです。メンタライゼーションによって、自分自身の世界と外の世界とは結びついていながらも、別個のものでもあるのです。つまり、自分の内面の状態と外の世界は同じものではないと理解しますが、まったく関係がないというわけではないことも知るのです。もし、メンタライゼーションができるなら、大きな声で呼んだり手をふったりするという自分の行動と自分の感情や考え方には関係があり、自分が起こしたこの行動がほかの人に怒りや喜びをもたらし、これらの反応が、相手が大きな声を返したりほほえみ返したりなどの行動を引き起こす、ということが理解できるでしょう。

MBTを通してみるBPD

育てる人との関係で、よい環境で育った子どものメンタライゼーションがどのように発達するか、述べてきました。しかし問題は、すべての子どもが理想的な環境で育ち、支援的で思いやりのある育てる人とよい関係を築きメンタライゼーションの能力を得られるわけではない、ということです。人は自分自身が考え感じていることを常に映しだす人がまわりにいることで、自分の心理状態を理解し、描写することを学びます。つまり、自分の考えや感じていることを正確に映しだしてくれる人がまわりにいなければ、自分の考えや感じていることについて学ぶのは難しいのです。

もし、あなたが学校で友達に弁当を捨てられ、怒りながら家に帰ってきたとします。母親が正確にあなたの気持ちを映しだすこと（ミラーリング）ができるなら、「怒っているようだけど、どうしたの？」と聞くでしょう。このことを通して、自分の怒りがどのような感情か学ぶことができます。しかし、母親が怒っているあなたを笑い、脅えているように見える、と言ったなら、あなたは混乱し、理解されていないと感じるでしょう。そして、こういうことが、怒りが何かを理解することを難しくするのです。気持ちを正確に映しだしてもらえないということは、弁証法的行動療法の章で述べた非承認的環境の一種です。基本的に子どもは、自分自身のこと、自分がどう感じているかを映しだしてくれる人が適切な方法で伝えてくれることで、さらに自分自身の感情や自我を学びます。このように、ＭＢＴと弁証法的行動療法は同じ課題を違う方向から取り扱いますが、両方とも、育てる人が子どもがどう感じているか理解できず、あるいは感情を承認できない場合に問題が引き起こされる、という考え方に基づいています。

　では、育っていく過程で、育てる人が子どもの心理状態を常に正確に映しださなかったらどうなるのでしょうか。ＭＢＴでは、子どもは自分が何者であるかという感覚を、親や育てる人の映しだしによって養っていくとされます。つまり親に、自分が感じていないことや考えていないことを感じているとか考えていると言われたら、子どもは自分が何者であるかわからなくなり混乱します。つまり、自分が本当は何者であるかという感覚と一致しない感覚が発達し始めてしまうかもしれません。例えば、あなたは社交的な人なのに、恥ずかしがり屋で臆病だと繰り返し繰り返し言われたとします。すると、たとえ恥ずかしがり屋でなくても、自分は恥ずかしがり屋だと思いこんでしまうのです。なぜなら、基本的に子どもは自我を育てる人が映しだす自分を見て自分を養うので、もし映しだし（ミラーリング）が正しくなければ、子どもは自分が何者であるか、わからなくなってしまいます。その結果、安定した自我を得ることができなくなるのです。

　さらに問題なのは、不正確な情報に基づいて自我意識が育っていくと、自分が誰なのかわからず混乱するだけではなく、自分自身が分離している、もしくは自分自身から疎外されているると感じるようになることがあります。不正確な映しだしが問題なのは、映される人より映しだしている人のことが反映されるからです。そして、この不正確な情報の中で自我が育つと、結局は何かが正確ではないと感じてしまうのです。これを形に例えていうなら、四角いものを丸い穴に無理やり押しこんでいる感じです。もとの形が違うので、穴におさまるわけがありません。アンソニー・ベイトマンとピーター・フォナギーは「見知らぬ自分」という表現を使っています。これはつまり、不正確な情報の中で育った自我が本来の自分とあまりにも違っているということです。さらに問題なのは、「見知らぬ自分」は自分に対しての育てる人の否定的なイメージや、欲求不満などの感情を映しだした結果なので、単に本当の自分と異なるだけではなく、不快なものです。見知らぬ自分はとても不快なものなので、たいていの人はそれを消すためにできる限りのことをしようとします。

●「見知らぬ自分」のジレンマ

残念なことに、「見知らぬ自分」を自分自身の一部として認めて保持しようとしても、また取り除こうと必死に押しだそうとしても、よい解決策はないのです。なぜなら、見知らぬ自分を自分の中に保持しようとすれば、自我に統一性がなくバラバラだと感じます。

また、見知らぬ自分は他者から映しだされた感情や意見でできているので、しばしば誰かに支配されているような気分になります。これはとても不安な経験です。

一方、見知らぬ自分を外に出す、心理学的な言葉でいう「投影」ですが、これはまたすっきりしません。なぜなら、その否定的な感情を外に出すと、今度は外の世界が自分に対して否定的な感情を抱いていることになるからです。基本的に、見知らぬ自分を排除するためには、外の世界が怒り、威嚇的《いかくてき》で敵意に満ちているので、これもまた別の不快な経験になるのです。

メンタライゼーションとＢＰＤ

では、メンタライゼーションとＢＰＤには、どのような関係があるのでしょうか。ベイトマンとフォナギーは、ＢＰＤはメンタライゼーションの未発達が原因で生じ、それが自我の問題（とくに、弱い自我構造）を引き起こす、といっています。[9] ＢＰＤの症状の多くは、このような自我の問題で引き起こされるのです。ＭＢＴによると、ＢＰＤをもつ人は、興奮状態だったり非常に混乱していると、メンタライズできません。このようなときには、自分や他者を理解する別の方法に頼らなければならないのです。とくに、ＢＰＤをもつ人はこのような非常に苦しいときにメンタライズできないので、心理的等価や見せかけモードを利用して自我をある程度保とうとするのです。実際、ＢＰＤをもつ人が衝動的な行動を起こすのは、自己を守ろうとし、見知らぬ自分と折り合いをつけようとする絶望的なことと闘っているからです。

例えば、ＢＰＤをもつ人は否定的で不快な見知らぬ自分に圧倒されています。見知らぬ自分をもつことはとても恐ろしいことなので、ＢＰＤをもつ人は見知らぬ自分を罰したり、壊してもっと一貫した自我を得るために自傷行動をするのでしょう。あるいは外界（そこでは見知らぬ自分がほかの人の一部に見えることがあります）に見知らぬ自分を追いだそうとします。この場合、見知らぬ自分を徹底的に破壊するためにこの他者を攻撃することもあります。ＭＢＴによると、ＢＰＤをもつ人が荒れた人間関係をもつのはこれが主な理由だそうです。

ＭＢＴに何を期待できるか

ＭＢＴは最初、半入院治療として開発された包括的な治療です。第７章でも述べたように、週に数時間かける病院の部分的な治療プログラムは、入院治療と外来治療の中間に位置します。ＭＢＴの半入院治療は構造化され、週に六時間のプログラムです。このプログラムには、一時間の個人療法、三時間の集団療法、一時間の表現療法、一時間のコミュニティーミーティングが含まれています。

二〇〇七年夏の時点で発表された研究だけが半入院治療に焦点をあてているにもかかわらず、ベイトマンとフォナギーは、ＭＢＴが外来患者にどれだけ効果的な成果を上げているかに着目した研究を完成しています（印刷中）。外来治療で成果があれば、多くのＢＰＤ患者にとってより実用的でしょう。新たに提案された外来患者のためのＭＢＴでは、患者は週に一回の個人療法と集団療法を受け、週あたり合計二時間半の治療を受けます。

ＭＢＴの個人療法

ＭＢＴの個人療法では、治療者はあなたに自分の行動の理由や、その行動に対してまわりの人がどんな反応をしたかを考えさせようとします。例えば、治療者はあなたに、自分がしたことを治療者ならどう感じるかを考えるように言い、それから、そのような考えや感情がどんなふうにさまざまな行動を引き起こすかについてよく考えるように言うでしょう。また、あなたの考えや感情や欲求があなたの行動の原因になっていることについて、時間をかけて考えたり話したりするでしょう。つまり、人のすべての行動はその人の考え、感情、欲求などの内なる経験がもととなって起こるのだということを理解できるように助けてくれるのです。

そしてまた、あなたの行動がどんなふうにあなたの考えや感情に関係しているのか、あなたの考えや感情が治療中の治療者の行動にどんなふうに関係しているかを理解するように、時間をとってくれるでしょう。あなたの行動が他者の行動に影響すること、そして、あなたの感情、考えが他者の行動にも影響を受けていることを理解する手助けをすることで、行動と感情の関係や、お互いの行動と行動の関係を理解することにつながるのです。例えば、治療者はセッション中にあなたが泣けば、治療者の言葉にどんなふうに反応したのか、それについての悲しみや恐怖とどんなふうに関係しているのか、理解しようとします。ＭＢＴの理論では、治療者が自分の言動とあなたの行動との関係を理解しようとすることで、あなた自身が自分の行動（この例の中では泣くこと）が、自分のまわりで起こることや、まわりで起こることへの自分の反応とどんなふうに関係しているのかを学び始めるようになるのです。

弁証法的行動療法と同じくＭＢＴでも、治療者は治療技術を自分自身に適用するようにします。基本的には、ＭＢＴの治療者は、セッション中の自分の行動が自分自身の心理状態や患者の行動にどう関係しているか考慮するように教えられます。つまり、自分の患者に教えていることをそのまま自分もするように求められているのです。メンタライゼーションの目標はすべての人にとって同じなのです。あなたと治療者は、協力関係にあり、共に学んでいるのです。このことが治療において大変重要なことなのです。最後に治療者も患者も、お互いが体験していることに対して正しい答えをもっていると仮定せずに、行動と心理状態がどう影響し合っているのか考えることに多くの時間を費やします。これは、「知らない（not knowing）」という態度をとるといわれている状態で、患者のメンタライゼーションを育てるためにとても重要なことです。

ＭＢＴの集団療法

ここまで、ＭＢＴにおける個人療法について説明してきました。もうおわかりだと思いますが、ＭＢＴの目的はメンタライゼーションを高めることなので、ＭＢＴの集団療法も個人療法と内容は同じです。つまり、ＭＢＴの個人療法も集団療法も、治療を受けるのが自分だけか、それともほかにも何人かいるかが異なるだけで、内容は同じだと考えればよいのです。個人療法と同様に、集団療法に参加するすべてのリーダーを含め、グループメンバーは「知らない（not knowing）」という態度をとります。そして、グループメンバーの行動が自分自身の気持ちや考え、欲求と同じようにメンバーの行動にどんなふうに影響するかを理解するために最善を尽くします。とくにMBTのグループメンバーは、自分の心理状態だけではなく、ほかのグループメンバーの心理状態をよく考えるようにします。例えば、グループメンバーは、そのメンバーがなぜそのように感じるのか、なぜそういうふるまいをしているのかを考えるように言われます。まさに自分自身と関連して他者について考えるのがメンタライゼーションなので、集団療法はこの技能を実際に練習する格好の機会といえるでしょう。

MBTの科学的根拠

なぜMBTについて本書は述べてきたのでしょうか。それは、弁証法的行動療法と同様にBPDをもつ人にとても有効な治療法だからです。すでに述べましたが、MBTの研究について発表されたのは、十八カ月の半入院治療についての研究だけです。この研究（無作為比較試験）においてベイトマンとフォナギーは、ＭＢＴと今まで行われていた典型的な治療とを比較しました。[7] ここでは、ＭＢＴのほうが自殺企図、自傷行動、うつ、不安を減少させる点で優れていることがわかりました。さらに、ＢＰＤをもつ人は治療後十八カ月たっても経過がよいことがわかりました。[8] また全般的に、ＭＢＴは社会との交流、人間関係をもつためにも、より効果的であることがわかっています。それに加えて、弁証法的行動療法と同様に、ＭＢＴを受けることで精神症状が減り、入院しなくてもよい状態が続く点でも優れています。さらに、社会的機能、人間関係、精神症状はＭＢＴを受け治療を十八カ月間終えたあとにも改善します。治療を終了したあとも改善し続けるということはとても意味があります、この治療が有意な変化を引き起こすということを示しています。心理療法で私たちがいちばん望むのは、患者が多くのことを学んで成長し、ある時点で治療がもう必要ではなくなることです。

まとめ

ＭＢＴはイギリスのアンソニー・ベイトマンとピーター・フォナギーによって開発された精神分析療法です。ＭＢＴは最初、半入院治療として開発されましたが、今では外来治療として行われています。二〇〇七年夏までには外来治療についての研究が完結すると思われますが、期待できる内容だという理由がすでにあります。ＭＢＴは弁証法的行動療法ほど研究されていませんが、すでに研究された結果によると、ＢＰＤをもつ人に有効で、なおかつ治療を終了してからも常に改善し続けることがわかっています。

弁証法的行動療法と同じように、ＭＢＴでは週に一度の個人療法と週に一度の集団療法が行われます。一般的にメンタライゼーションを上げることに焦点をあて、自分を含めすべての人の行動の根源が考え、感情、欲求などの心理状態にあることを理解するように促します。ＭＢＴは認知療法というよりは精神分析療法で、弁証法的行動療法よりも「会話療法」なので、弁証法的行動療法ほどには実践的なスキルを練習しません。しかし最終的には、弁証法的行動療法と同様の結果がついてきます。今現在、弁証法的行動療法ほど広まってはいませんが、近い未来には多くの場所で行われ、ＢＰＤをもつ人のためのよい治療法の一つになるでしょう。

第10章——薬物療法

ジョーンは、過敏だったり動揺したりと気分が揺れ動くことに疲れ、自分を助けてくれるものは何かないかと必死になっていた。感情をどうにか抑えるために今まで使っていたアルコールや薬物はやめたが、次にどうすれば少しでも気分を変えられるのか、わからなかった。かかりつけの内科医のところでは、精神科医に診てもらったほうがよいと勧められた。精神科医はジョーンがBPDをもっていると診断し、彼女にこう伝えた。「BPDに完全に効く薬はないです。BPDの症状のいくつかに効く薬はありますが、今はまだ、うつ病のように『〝抗BPD〟薬』といわれる薬はないのです。しかし、その説明をする前にちょっとお聞きしておきたいのですが、薬を飲むことに対して、あなたはどんなふうに思っていますか」

ＢＰＤをもつ人の多くは薬物療法を受けています。ときには一度に複数の薬を服薬している人もいます。強すぎる感情をもっている人なら、感情を安定させたり、落ち着かせたり、穏やかな気持ちにする薬はあるのだろうか、と思うでしょう。または、テレビのＣＭでうつや不安神経症の薬などを見て、それらが自分にも効かないか、と考えたことがあるかもしれません。

この章では、ＢＰＤをもつ人のための薬物療法について述べていきます。ＢＰＤをもつ人に使われる薬について、その薬を使用するにあたっての良い点と悪い点とその根拠について述べます。また、薬を飲むうえで、効き目、副作用、可能な薬物療法を受けるためにはどうしたらよいかなど、考慮したほうがよいと思われることについても説明します。

薬物療法はどのように効くのか

これまでは「心理療法」（行動療法、認知療法、認知行動療法、力動的精神療法、精神分析療法など）について説明してきました。そこでは、ＢＰＤをもつ人の人生の質をよくするために、治療者がＢＰＤをもつ人と話し合い、彼らの行動、考え、感情を変化させ、新しい技能を学び、過去の問題と向き合い解決する手助けをします。「薬物療法」は心理療法と異なり、身体的側面や、脳内化学を変化させ、質のよい暮らしが送れるように手助けします。

神経伝達物質と脳内の化学成分を変化させる

すでにお気づきかと思いますが、薬による治療では、心理的な問題は脳の機能と化学物質によって生じる、という考えがもとになっています。例えば、うつは脳内のセロトニン系の問題によって起こるという人もいます。セロトニンとは脳内にある化学物質で、身体的・心理的状態の中でも気分、空腹、体温、性的行為、睡眠、攻撃性をコントロールする「神経伝達物質」です。

では、セロトニンはどのように機能するのでしょう。わかりやすいように、サリーとジョンの家に置きかえて説明します。狭い道をはさみ、向かい合ってサリーとジョンの家があるとします。これらの家がニューロン、つまり神経細胞です。家の間にある狭い道、つまり二つのニューロンの間の空間をシナプスといいます。では、多くの人がサリーの家から出てきて、そのあたりを動き回ったりお互いに話したりしながらジョンの家に向かっている状態を想像してください。この人たちがジョンの家に入り、電気やオーブンや暖房をつければ、ジョンの家はにぎやかになります。ジョンの家に入る人は神経伝達物質です。ジョンの家のまわりをうろうろしている人が多ければ多いほど、混み合っている道から逃れるためにジョンの家に入り電気をつける確率は高くなるのです。それと同様で、二つのニューロンの間にあるシナプスに神経伝達物質が多ければ多いほど、ニューロンが活発になります。

家（ニューロン）があまり活発でないとしたら、次のことが原因です。①サリーの家から出てくる人の数が少ない（神経伝達物質が少ない）。②サリーの家から出てくる人がジョンの家に向かわない（神経伝達物質がほかのニューロンに「結合」しない）。③サリーの家から出てきた人がジョンの家に行かず、またサリーの家に戻ってしまう（神経伝達物質が活動する前に放出されたところへ戻ってしまう。この過程を「再取り込み」という）。うつの薬の多くは、この問題に取り組むために使われます。すなわち、神経伝達物質がもとのニューロン（サリーの家）に戻る前に、ほかのニューロン（ジョンの家）に到達して活動するようにさせるのです。セロトニン系が正常に働き、うつにならないためには、セロトニンが自由に一つのニューロンから別のニューロンに移動できる必要があります。正常に働かないと、セロトニン系の活動は減少し、これが原因でうつになる可能性が出てきます。これに対する薬のことを、セロトニンがもとのニューロンに戻ることを防ぐ働きから、「選択的セロトニン再取り込み阻害薬（ＳＳＲＩ）」といいます。

ほかには、神経伝達物質の働きを弱める治療薬もあります。例えば、脳内の「ドーパミン」が異常に活発だと、統合失調症などの精神障害が起こるといわれています。ドーパミンは神経伝達物質の一つで、気分、快楽、身体の動きを調節する機能を担っています。統合失調症の薬は、ドーパミンの受容体を妨げることでドーパミンの働きを抑えます。例えば、ジョンの家にドーパミンというものが入らないようにしっかりとドアを閉めます。ジョンの家のまわりにボディーガードを置いて、ドーパミンという人たちがジョンの家に入って電気をつけないようにするのです。ドーパミン受容体をブロックするとドーパミン受容体同士がつながらず、ニューロンが働くのを防ぎます（ジョンの家の電気をつけるのを防ぐということです）。

薬が効いているかをどのように知るのか

おわかりでしょうが、これはとても複雑な質問です。このタイプの薬がＢＰＤをもつ人の助けになると明言する前に、薬物療法においてどのような研究がなされているか、調べる必要があります。つまらない話になってきたぞ、と思うかもしれませんが、そのようなことはありません。治療（薬物療法など）に関するすべてのことを理解し、それが真実かどうかを調べるのも、とても重要なことです。

●薬物療法はどのように研究されているか

効き目に対して文句を言うにしても、効き目を調べるにしても、薬の研究のさまざまな方法について知る必要があります。包括的に議論するとかなりの数になってしまうので、薬を研究する最も一般的な二つの方法に焦点をあてます。

一つは「非盲検試験」というもので、実験者も患者も投与されている薬が何かわかっている状態で行われます。医者が新薬を使用する場合やすでに使われている薬が異なる問題にも効くかどうか調べるときにはたいてい、この方法が用いられます。この方法はほかの複雑な研究よりも安くて簡単に行うことができ、もっと大規模な臨床試験をしたほうがよいかどうかという基本的な見解をもたらしてくれます。非盲検試験での問題点は、患者が新しい薬になったことで自分はよくなるのではないかと期待し、そのことで実際に具合がよくなる可能性がある、ということです。この現象を「プラセボ効果」といいます。また、研究者が患者によくなってほしいと期待することで、偏見が生じたり、実際の状態よりも具合がよくなったというヒントを与えてしまうことがあります。だから、もし、プロザックという薬の研究をし、うつに効くということがわかったとしたら、その要因として、次の三つのことが考えられるのです。①プロザックはうつの治療に役立つかもしれない。②患者がよくなることを期待していたのでよくなった。③研究者の偏見が影響した。

二つ目の方法は「二重盲検試験」です。この研究方法では、プロザックのような薬と砂糖錠剤などのプラセボを無作為に患者に割りあてます。この研究では、患者も研究者も、どの患者が薬を飲み、どの患者がプラセボを飲んでいるのかわからないので、「二重盲検」というのです。二重盲検試験のほうが非盲検試験より信頼できます。なぜなら、プラセボ効果が検査結果に影響しているという可能性を排除できるからです。また、プラセボより薬のほうが効果があらわれたら、それは薬の化学的な効果によるものだとわかります。薬物療法について具体的に述べていきますが、どのような研究のもとで薬の効果が検査されたのかに注目してください。

●どんなタイプの患者が何人くらい研究対象になっているのか

研究の対象者があなたと似た問題をもっているかどうか考慮するのも大事な点です。今から説明しますが、研究ではしばしば、ある特定のタイプの問題をもつ人を対象とします。例えば、統合失調症をもつ人に多く使われる抗精神病薬の薬がＢＰＤをもつ人に効くかどうかを研究するには、幻覚や妄想などの精神病症状をもつ人だけを対象にします。つまり、抗精神病薬は精神病症状のある人には効果がありますが、これらの症状のない人に効くとは限らないのです。ですから、その薬が最もよく効く患者や症状のタイプを知ることはとても大切です。最後に、二十人や三十人など少数の人を対象とした研究については、少し疑いをもったほうがよいでしょう。研究対象が少人数の場合、この研究によって明らかになった薬の効果と、実際にこの薬を使ったときの効果は、一致しないことがあります。一般的には少人数が対象となった研究からは、より多くの人に同じ薬を使用したときにどのような効果が出るかについては、はっきりとはいえないのです。これらのことを踏まえて、実際にＢＰＤをもつ人に投与されている効果のある薬について話していきましょう。

薬の種類と効き目

一般的にＢＰＤをもつ人に投与される薬には、抗うつ薬、気分安定薬、抗精神病薬などがあります。ここでは、これらの薬がどのように働くか、副作用は何か、などについて述べます。また、ＢＰＤをもつ人への効果についても言及します。

抗うつ薬

抗うつ薬はＢＰＤの治療薬として最も一般的に使われています。いうまでもなく、抗うつ薬は、うつ病の治療薬の総称です。ＢＰＤをもつ人に抗うつ薬が使われるのは、先に述べた神経伝達物質セロトニンとノルアドレナリンによって起こる症状や感情をコントロールする難しさがうつ病とＢＰＤに共通していると思われるからです。ノルアドレナリンは神経伝達物質でもあり、ホルモンでもあります。ノルアドレナリンは敏捷性、集中力、攻撃性、意欲、自律神経に関わりのある神経伝達物質です。うつの人はノルアドレナリンやセロトニン系が十分に働いていないので、これらを活性化するために抗うつ薬が投与されます。

抗うつ薬はいくつかの種類に分類されています。以下に述べるように、それぞれの抗うつ薬の働きは異なります。一般的に抗うつ薬は、三環系抗うつ薬、選択的セロトニン再取り込み阻害薬、モノアミン酸化酵素阻害薬、新規抗うつ薬の四つに分類されます。一つ重要なことを覚えておきましょう。これらの薬は、気分が変わるのに、つまり効果が出るまでに少し時間がかかります。抗うつ薬はたいてい二〜四週間で効き始めます。もし、これらの薬を飲む場合は、このことを覚えておきましょう。

●三環系抗うつ薬

三環系抗うつ薬（ＴＣＡ）には主に、セロトニンとノルアドレナリンの再取り込みを阻害する働きがあります。つまり、三環系抗うつ薬を飲むとシナプスのノルアドレナリンとセロトニンが増え、これらの神経伝達物質がほかのニューロンを活発にする可能性が高くなるのです。これを、サリーとジョンの家に置きかえて考えることができます。例えば、サリーの家からおおぜいの人が出てきて、ジョンの家に向かったとします。しかし、家の中にいるサリーの家族が今出ていった人たちともう少し一緒にいたいと思い、ジョンの家に行く前にサリーの家に呼び戻してしまいます。これと似たことが神経伝達物質にも起こるのです。神経伝達物質はシナプスに放出されますが、なかには別の近くのニューロンにたどりついて働く前に、もとのニューロンに再び取り込まれてしまうものもあります。三環系抗うつ薬はセロトニンとノルアドレナリンの再取り込み（もとのニューロンに再び取り込まれてしまうこと）を防ぎます。その結果、より多くのノルアドレナリンとセロトニンが働くようになり、これらの神経伝達物質が別のニューロンを活発にするのです。

三環系抗うつ薬を含め、どの薬でも、どんな副作用があるか知っておくことが必要です。三環系抗うつ薬の一般的な副作用には、口の渇き、疲労感、尿が出にくい、めまい、目がかすむ、手の震え、便秘、吐き気などがあります。

よく知られている三環系抗うつ薬は、例えば、アミトリプチリン（トリプタノール）、デシプラミン（日本では取扱い中止）、イミプラミン（トフラニール）、ノルトリプチリン（ノリトレン）、クロミプラミン（アナフラニール）です。

訳注　薬剤名は一般名を表し、（　）内に日本での商品名を示しています。

●選択的セロトニン再取り込み阻害薬

プロザックのような選択的セロトニン再取り込み阻害薬（ＳＳＲＩ）は三環系抗うつ薬と似た方法で効き目を発揮します。ＳＳＲＩは三環系抗うつ薬のようにセロトニンの再取り込みを防ぎます。つまり、セロトニンが出てきたニューロンに再び戻らずに、別のニューロン（シナプス後ニューロン）までたどり着き作用するように促すのです。三環系抗うつ薬とＳＳＲＩが異なるのは、三環系抗うつ薬がセロトニンとノルアドレナリンの再取り込みを阻害するのに対して、ＳＳＲＩはセロトニンの再取り込みのみを阻害する点です。

ＳＳＲＩの副作用はさほど強くはありませんが、ないわけではありません。副作用には、吐き気、下痢、頭痛、不安、神経質、睡眠障害、情緒不安、興奮、倦怠感、めまい、たちくらみ、性的問題（性欲の低下）、震え、口の渇き、発汗、体重の増減、じんましん、発作などがあり、双極性障害の場合は躁状態が副作用としてあらわれる場合があります。

よく知られるＳＳＲＩには、フルオキセチン（プロザック、日本未発売）、セルトラリン（ジェイゾロフト）、フルボキサミン（デプロメール、ルボックス）、シタロプラム（日本未発売）、エスシタロプラム（日本未発売）、パロキセチン（パキシル）があります。

訳注　薬剤名は一般名を表し、（　）内に日本での商品名（プロザックを除く）を示しています。

●モノアミン酸化酵素阻害薬

モノアミン酸化酵素阻害薬（ＭＡＯＩ）は三環系抗うつ薬やＳＳＲＩとは作用が異なります。前述しましたが、うつと最も関係がある神経伝達物質はセロトニンとノルアドレナリンです。これらの神経伝達物質はモノアミン神経伝達物質に分類されます。モノアミン神経伝達物質がシナプス（二つのニューロンの間）に放出されると、ある特定の時間がたつと、化学物質によって分解され、ほかのニューロンにたどり着けずにそのニューロンを活性化させることができません（ジョンとサリーの家に置きかえて考えると、ジョンの家に入り、電気をつけることができないのです）。これらの神経伝達物質を分解する化学物質をモノアミン酸化酵素といいます。つまり、モノアミン酸化酵素阻害薬はシナプス内に存在するモノアミン酸化酵素を阻害したり量を減らしたりします。その結果、ノルアドレナリンとセロトニンはすぐには分解されず、ほかのニューロンにたどり着いて、それを活性化する可能性が高くなるのです。

モノアミン酸化酵素阻害薬の副作用はほかの抗うつ薬よりも深刻なので、知っておく必要があります。一般的な副作用は、めまい、心臓の変化、胃のむかつき、口の渇き、便秘、頭痛です。危険な副作用は、チラミンというアミノ酸を含むものを飲食することで起こります。ひどい高血圧性危機を引き起こすのです。高血圧性危機は、血圧が急激に上がり、ひどい頭痛、動悸《どうき》、首の痛み、血の気がなくなり、寒気、吐き気、嘔吐、情緒不安、胸の痛み、熱などを引き起こします。ひどい場合には、脳梗塞《のうこうそく》、昏睡状態、そして死に至る場合もあります。

モノアミン酸化酵素阻害薬を飲む場合、医師の示す食事療法に忠実に従いましょう。飲食してはいけないものには、ビールやエール、一部のワイン、バナナの皮、豆腐、そら豆、一部のチーズ、一部の肉類、一部の魚類（とくに薫製《くんせい》の魚）、朝鮮人参、タンパク質補給、塩漬け発酵キャベツ、一部のスープ類、イースト、エビのペーストなどがあります。

よく知られるモノアミン酸化酵素阻害薬にはフェネルジン（日本未発売）、トラニルシプロミン（日本未発売）、イソカルボキサジド（日本未発売）、セレギリン（エフピー）などがあります。

訳注　薬剤名は一般名を表し、（　）内に日本での商品名を示しています。

●新規抗うつ薬

前述の抗うつ薬以外にも、いくつかの新しい薬が抗うつ薬として使われています。これらの薬はさまざまな方法で作用します。医師、または精神科医から、薬について説明してもらいましょう。

これらの薬には、ネファゾドン（日本未発売）、トラゾドン（デジレル、レスリン）、ミルタザピン（リフレックス）、ブプロピオン（日本未発売）などがあります。

訳注　薬剤名は一般名を表し、（　）内に日本での商品名を示しています。

●なぜ抗うつ薬がＢＰＤをもつ人に効くのか

ＢＰＤのための抗うつ薬の研究としては、ＳＳＲＩについてのものが主です。[84][95] ＳＳＲＩは三環系抗うつ薬やモノアミン酸化酵素阻害薬よりも危険な副作用が少ないからでしょう。四件の非盲検試験の結果、フルオキセチン（プロザック、日本未発売）はＢＰＤをもつ人に効果的だという結果が出ました。これらの実験の一つから、プロザックを投与されたＢＰＤをもつ人には、怒り、うつ、気分、気分の衝動性（気分の揺れ）の度合いの改善だけでなく、敏感な拒否反応も軽減したことがわかりました。[83] ほかのいくつかの研究の結果では、ＢＰＤをもつ人がプロザックを服用すると、精神症状、うつ、不安、対人関係の過敏性が軽減することがわかりました。[24][79][80]

いくつかの二重盲検試験、プラセボ対照試験によっても、ＳＳＲＩはＢＰＤをもつ人に有効だということが明らかになりました。例えば、プラセボに比べ、プロザックのほうが怒り、不安、うつを改善させました。[90] ＢＰＤに加えて気分障害や不安障害をもつ人にどれくらいプロザックが効き目があるかに着目した研究があります。この研究結果から、プロザックを飲んだ人にうつ、不安、ほかの精神症状に大きな改善が見られました[90]。ほかのＳＳＲＩ（フルボキサミン）の二重盲検試験、プラセボ対照試験を行った結果、ＢＰＤをもつ女性では、プラセボよりフルボキサミンを服用した人のほうが激しい気分の変動から解放されたことがわかりました。

では、このような研究結果から、どんなことがわかるのでしょうか。現在のところ、ＳＳＲＩはＢＰＤをもつ人のうつ、不安、気分の変動を改善させる効果がある、といえるでしょう。

●抗うつ薬は自殺の危険性を高めるのか

ＳＳＲＩに関する議論や、これら三つのタイプの抗うつ薬が自殺や自殺企図を増大させる危険性への懸念に関する議論を聞いたことがあるでしょう。これは、ＢＰＤのためにこの薬を使用したい人には困る副作用です。米国食品医薬局は、このような懸念のために、製薬会社に臨床試験を行い「リスク比」を出すように命じました。リスク比とは、薬を飲んでいる人とプラセボを飲んでいる人の自殺企図や「自殺に関連する事柄」の比較のことです（一般的にリスク比が一・〇の場合は、実薬とプラセボの自殺の危険性は同じということです。一・〇より比が高いと、実薬のほうがプラセボよりも自殺企図の危険性が高いということをあらわします）。プロザックでこの実験を何回も行ったところ、毎回一・〇以下の結果が出ました。(112) つまり、プロザックとプラセボでは、自殺企図の確率が同等ということになります。

しかしながら最近、研究者がいろいろな種類の抗うつ薬についての研究結果を調べ直したところ、抗うつ薬は、薬を処方されてから九日間の自殺企図に関係していることがわかりました。(55)(95) しかし、この種の研究に関して、ＢＰＤをもつ人を対象にした研究結果はまだ発表されていません。

もう一度同じことをいいますが、これは何を意味しているのでしょうか。今までの研究から最も妥当な結果を導きだすと、すべての人ではありませんが、抗うつ薬が自殺行動の危険性を高める場合があるということになります。では、なぜこのようなことが起こるのでしょうか。可能性のある理由はいくつかありますが、その中でとくに注目すべき理由は、次のようなものです。第一に、抗うつ薬は効き目を発揮するのにある程度時間がかかります。抗うつ薬を服用し、気分が急激に変化することを期待している人は、期待していたほどの急激な変化が起こらないと落胆し絶望的な気分になります。これが抗うつ薬を飲みだして最初の九日間に自殺行動が最も高くなるという研究結果の説明の一つになります。第二の理由として、少し気分がよくなると（完全によくなったわけではないのですが）、抗うつ薬を飲む前に比べて活力が出てきます。すると、自殺を実行にうつすことが容易になってしまうのです。しかしながら、実際に抗うつ薬と自殺行動の危険性にどういった関係があるのかは、まだ明らかではありません。どんな薬を飲み始めるにしても、薬についての心配な点や、飲んでからの身体や精神的な反応を、医師とすぐに話し合うべきだ、ということを覚えていてください。

気分安定薬

気分安定薬も、ＢＰＤをもつ人によく使われる薬です。次のように考えれば、なぜ気分安定薬が使われるのか理解できるでしょう。ＢＰＤをもつ人の鍵となる症状が不安定な気分であるなら、気分安定薬は役立つはずです。ここでは、これが事実かどうかを考えてみましょう。その前に、気分安定薬について説明します。気分安定薬は大きく分けて二種類あります。炭酸リチウムと抗てんかん薬です。

●炭酸リチウム

炭酸リチウムは以前から、双極性障害をもつ人に最も頻繁に投与されてきました（第5章の「双極性障害について」）。炭酸リチウムは「リチウム」といわれることが多く、気分を安定させる効果があります。気分が極端に高い状態から低い状態を行ったり来たりするのならば、リチウムを飲むと気分が安定し、激しく変動するのを抑えてくれます。リチウムを飲む人の中には、大きな気分の変動で、とくに気分が高い状態を好む人がおり、その人たちはその状態を和らげるリチウムの服用をいやがる場合もあります。

リチウムがなぜ気分を安定させるのかはわかりませんが、「塩《えん》」であることはわかっています。「塩」は、電解質と流動体のバランスを変えることができるのです。ですから、リチウムを服用する場合には、どのくらいの塩を食べ、どのくらいの液体を飲むか気をつけなければなりません。

リチウムの一般的な副作用は、吐き気、手の震え、頻尿、下痢、胃のむかつき、喉の渇き、食欲減退などです。飲みまちがえるとリチウムには毒性を示す潜在性があることを知っておきましょう。医師と相談のうえ適した投薬量を決め、医師への相談なしに薬の量を変えてはいけません。毒性による危険な副作用の中には、ろれつが回らない、手の震えの増加、脱力感、耳鳴り、嘔吐、おぼつかない足どり、かすみ目、過度な喉の渇きなどがあります。

●抗てんかん薬

抗てんかん薬はもともと発作関連の障害に使われていましたが、研究者や臨床医によって、気分を安定させる効果もあることがわかりました。ですから気分不安定な問題を抱える双極性障害やＢＰＤをもつ人に投与されることもあります。いろいろな種類の抗てんかん薬がありますが、どのように作用するのかははっきりしていません。抗てんかん薬はＧＡＢＡという神経伝達物質を活発にすることで効果があらわれると示唆している研究もあります。

ＧＡＢＡは抑制系の神経伝達物質です。つまり、ある部分の脳の動きを遅めたり阻害したりします。例えば、ゲイブという人がＧＡＢＡだとします。ゲイブはジョンの家に向かう仲間のひとりです。ジョンの家に着くと、電気回路のブレーカーをすぐ見つけて、それを下げ、すべての電気を消します。簡単に説明すると、これがＧＡＢＡの役割です。つまり、ＧＡＢＡはある特定のニューロンの活動を阻害するのです。

抗てんかん薬には、グルタミン酸塩という興奮性神経伝達物質の行動を阻害する作用もあります。グルタミン酸塩はＧＡＢＡとは正反対の性質をもち、ジョンの家の電気をつける働きをします。グルタミン酸塩に手錠をかけ、ジョンの家の電気をつけられないようにするのです。抗てんかん薬はグルタミン酸塩を阻害することによって、脳のある部分が活動することを防げます。つまりＧＡＢＡの活動を高め、グルタミン酸塩の働きを阻害することで、気分の変動に関連する脳の部分の活動を減らし、気分を安定させるのです。

抗てんかん薬の一般的な副作用には、イライラ、抜け毛、血小板数の減少（これによって紫斑《しはん》ができやすくなる）、肝臓毒性、膵臓炎《すいぞうえん》（膵臓の炎症）、多嚢胞性卵巣症候群《たのうほうせいらんそうしょうこうぐん》の可能性（女性の排卵周期、ホルモン、受胎能力、インスリン生産、心臓機能、外見に影響）などがあります。また、これらの薬（例えば、ジバルプロエックスナトリウム）の中には、胎児に害を与える可能性がある催奇形作用もあります。ですから、妊婦は医師と相談のうえで服用する薬を決める必要があります。

よく知られる抗てんかん薬には、カルバマゼピン（テグレトール）、オキサカルバゼピン（日本未発売）、バルプロ酸／ジバルプロエックス（日本未発売）、ラモトリギン（ラミクタール）、トピラマート（トピナ）、ガバペンチン（ガバペン）などがあります。

訳注　薬剤名は一般名を表し、（　）内に日本での商品名を示しています。

●気分安定薬はどのくらいBPDに効くのか

BPDには気分安定薬が効果があるという証拠（エビデンス）がありますが[84][95]、例えば、BPDをもつ人にリチウムが効くという証拠は少ししかありません。[72]この研究の問題点は、気分安定薬の研究のほとんどが非盲検試験であったり、研究対象の人数が少ない、という点です。また、研究で使われた薬の大半がジバルプロエックスナトリウムだという問題点もあります。ジバルプロエックスナトリウムの副作用はほかの気分安定薬よりも少ないのですが、胎児に害を与えるのですべての人が服用できるわけではないのです。

わずかではありますが、ジバルプロエックスナトリウムはBPDをもつ人に効果的であるという研究結果もあります。十一人を対象とした非盲検試験の結果、BPDをもつ人がジバルプロエックスナトリウムを八週間飲み続けた結果、興奮性と精神症状が減少しました。[98]また、別の非盲検試験では、もっと人数を増やし、BPDをもつ人三十人が入院中にジバルプロエックスナトリウムを服用したところ、精神症状が減少しました。[114]しかしながら、二重盲検試験でいつも同じ結果が出ているわけではありません。例えば、ある研究ではジバルプロエックスナトリウムはプラセボよりも効果がないという結果が出ました。[53] しかしながら、BPDと双極性障害[33]では、ジバルプロエックスナトリウムはプラセボよりも、人間関係の過敏性、怒り、敵意を改善させる、という研究もあります。

これらのことからいえるのは、BPDをもつ人の中に気分安定薬が効く人もいるということ、そしてその場合、興奮性、怒り、一般的な精神症状を軽減する効果がある、ということです。

抗精神病薬

ときに抗精神病薬がBPDをもつ人に投与されることがあります。もともとは精神病症状の治療に効果があり、統合失調症のような障害をもつ人に投与されていました。しかし、BPDをもつ人にも抗精神病薬がときに使われるからといって、BPDが精神病であるということではありません。psychosis（精神病）に「現実離れ」いう意味があります。精神病症状をもつ人の症状は、幻覚（そこにないものを聞いたり感じたり、臭い、味を感じたりする）、妄想（不自然な奇妙な考え）、またはほかの症状の体験です。一方で、BPD

は統合失調症のような精神病とは異なりますが、不自然な考えや信念をもっていて、そこに執着することがあります（例えば、自分が醜い、または太っていると思いこみ、ほかの人がそんなことはないと言っても、その考えを変えられない）。ですから、このような薬の中には、ＢＰＤに効果的なものもあります。

抗精神病薬の一般的な副作用は、鎮静状態・倦怠感、低血圧、体重増加、体温の上昇または低下（例えば、暑いとしばしば感じる）、心臓・心臓血管の活動の変化、皮膚の色素沈着などです。また、クロザピンのような特定の薬物投与には特別な配慮が必要となります。クロザピンを服薬するときには、白血球の定期検査が必要になります。さらに、抗精神病薬の重い副作用には、顔や身体のほかの部分の不随意運動（遅発性ジスキネジア）、神経遮断薬性悪性症候群（ＮＭＳ）（筋肉の硬直、体温上昇、血圧上昇または低下、意識変容）などがあります。もし、これらの症状があらわれたら、すぐに医者に行かなくてはなりません。

抗精神病薬には第一世代抗精神病薬、第二世代抗精神病薬の二種類があります。第一世代抗精神病薬は副作用の関係で、ＢＰＤにほとんど投与されていません。一般的な第二世代抗精神病薬は、ロキサピン（日本未発売）、クロザピン（クロザリル）、リスペリドン

（リスパダール）、オランザピン（ジプレキサ）、セルチンドール（日本未発売）です。

訳注　薬剤名は一般名を表し、（　）内に日本での商品名を示しています。

では、これらの抗精神病薬はどのように働くのでしょうか。多くの理論がありますが、一般的な説では、脳のドーパミン神経の働きを抑えることで効くといわれています。前述したように、ドーパミンは気分、喜び、身体の動きに関わっています。ドーパミン系の問題（脳のある特定部分におけるドーパミンの低活動、悪化、ドーパミンニューロンの破壊）はパーキンソン病の原因となります。また、ドーパミンが過剰に活動すると統合失調症の症状である妄想と幻覚を引き起こすと考える人もいます。抗精神病薬の中にも違いはありますが、多くの抗精神病薬はドーパミン受容体を阻害します（ジョンとサリーの家で例えると、ジョンの家のまわりにボディーガードが立っているので家の中に入れず、電気をつけられない状態です）。ドーパミン受容体が阻害されると、ドーパミンは受容体に伝達できず、ニューロンを活性化させることができません。

●抗精神病薬はどのくらいＢＰＤに効くのか

抗精神病薬がＢＰＤに効果があるという証拠（エビデンス）がいくつかあります。[84][95]クロザピンはＢＰＤに効く抗精神病薬で、いくつかの非盲検試験が行われています。そのうちの研究の一つでは、ＢＰＤと精神病をもつ十五人の人を対象としたところ、クロザピンを投与することで、精神病症状を和らげ、社会的機能を改善することができました。[32] また、別の研究においては、ＢＰＤとともにうつ病と精神病症状をもつ人を対象とし、クロザピンを投与したところ、精神病症状、うつ、衝動性、不安定な気分を和らげられました。[12] また、別の研究においては、ＢＰＤと精神病症状の両方もつ人を対象としたところ、クロザピンを投与することで自傷行動を減らす効果があることがわかりました。

しかしながら、ＢＰＤをもつ人の中でも精神病症状を抱える人が研究対象であることを頭の中に入れておいてください。[95] つまり、精神病症状のない人にクロザピンが効果的であるとはいいきれないのです。これらの研究対象となった人が改善したのは、精神病症状がよくなったからだという可能性もあります。それに加え、体重増加を含む重い副作用があったことが報告されています。[95]

ほかには、オランザピンについての研究もなされました。ある非盲検試験によると、ＢＰＤをもつ人の中でも気分変調性障害（うつよりも重くなく、長く続く）を抱える人にオランザピンを投与したところ、攻撃性以外のさまざまな精神症状を改善することがわかりました。うつ、双極性障害、精神病以外のBPDの人にオランザピンについての二重盲検試験を行ったところ、プラセボを服薬した人よりもオランザピンを服薬した人のほうがより改善したという結果が出ました。ほかの研究でも似た結果が出ました。[13]

BPDをもつ人に投与されるもう一つの抗精神病薬がリスペドリンです。しかし研究結果には相反するものがありました。[115] BPDをもつ人にリスペドリンを投与した非盲検試験では、精神症状、敵意、攻撃性が改善しました。[88] しかしながら、二重盲検試験の結果では、リスペドリンはプラセボより効果があらわれませんでした。[93]

これらの研究からは、抗精神病薬の中でもとくにクロザピンとオランザピンはBPDのいくつかの症状を和らげるのに役立つ、といえるでしょう。精神病症状のないBPDの人にクロザピンが役立つかは不明ですが、多くの抗精神病薬には体重増加などの重大な副作用があるということがわかっています。

薬物療法はBPDに効くのか

ここまででおわかりでしょうが、薬物療法がBPDに効くかどうかは、その人がどのような問題を抱えているか、どのような薬を服薬するかによって変わってきます。以前は治療者は、症状によって薬を使い分けるのがベストだと思っていました（例えば、不安定な感情を安定させるためには抗うつ薬、気分安定薬を使用し、認知的問題を減らすためには抗精神病薬を使用するなど）が、今ではその考えも変わってきました。[95] ＢＰＤの薬物療法に関する研究結果を総合すると、異なる種類の薬でも似た効果を示すことがわかりました。これらのほとんどの薬（気分安定薬でも抗精神病薬でも抗うつ薬でもいずれも）は、かなり異なる種類の問題をもつ人のために開発されましたが、不安定な感情、怒り、そのほかの精神症状などにも効果的です。よくよく考えると、おかしいと思いませんか。抗精神病薬は精神病症状を和らげ、抗うつ薬は感情における症状を和らげると思うのが普通です。しかしながら、おわかりのように、精神薬理学は厳密な意味で科学性をもっているとはいえません。脳内の化学成分に異なる作用をもたらす薬も、実際にはさまざまな感情の問題に似たような効果を示すのです。

では、ＢＰＤに薬は効くのかという質問に戻ります。なかにはＢＰＤの症状に効く薬もありますが、〝抗ＢＰＤ薬〟というものは現在のところありません、という回答が適切でしょう。ＢＰＤの研究の第一人者であるジョエル・パリスは近年の論文で、ＢＰＤに関連する問題に薬は効果的であるが、完全に治すことはできない、と述べています。[84] ＢＰＤをもつ人は薬物療法だけではなく心理療法も合わせて受けたほうが治療として効果的だ、と多くの専門家は勧めています。

薬物療法は自分にふさわしい治療法か

もし、ＢＰＤをもっていて（または、ＢＰＤをもっているかもしれないと思って）、何か治療法を探しているのなら、薬物療法を受けたいのか自分自身に問いかけるでしょう。私たちの経験では、ＢＰＤをもつ人の中には、症状を軽減させるために服薬したいと思う人と、薬は絶対にいやだと思っている人がいます。ここでは、薬物療法について検討すべきことについて述べます。また、薬について、精神科医や内科医に尋ねるべきことについてもお話ししましょう。

自分が受けている治療に責任をもつ——薬に関する情報

薬の服用を決める前に集められるだけの情報を収集することをお勧めします。この章を読めば情報を集める第一段階としてのよいステップになりますが、ここでやめないように

表5　薬物療法についての重要な質問

医師が受けたトレーニングと経験についての質問
- ○「BPDをもつ人への薬の処方について、どんな経験をし、またどんなトレーニングを受けましたか」
- ○「今までにBPDをもつ人を何人ぐらい診ましたか」
- ○「BPDの治療のために何か専門的なトレーニングを受けましたか」

薬の効果についての質問
- ○「あなたが診ている患者さんにこの薬はうまくいっていますか」
- ○「私と同じような問題をもつ人に、薬は効いていますか」
- ○「この薬で何人くらいの人が治りますか」
- ○「私の問題にこの薬が効く見込みはどんなことですか」
- ○「薬の効果をもっと上げるには、私はどんなことをすればよいですか」
- ○「変化があらわれるまでにどのくらいかかりますか」
- ○「薬はどのように効いていきますか」

注意すべきこと
- ○「薬をやめると、どんなことが起こりますか」
- ○「この薬の副作用はどんなものですか」
- ○「どの副作用がよく出るもので、どの副作用がまれなものですか」
- ○「どのような副作用が出たら心配すべきですか」(「どのような副作用が出たら緊急事態なのですか」)
- ○「この薬を飲んでいるときに食べてはいけないもの（アルコールを含む）はありますか」

治療の進め方についての質問
- ○「どのくらいの割合で診察しますか」
- ○「診察時間はどれくらいですか」
- ○「緊急事態のときに会ってくれますか。もしそうなら、どんなふうに連絡すればよいですか、また時間帯は？」
- ○「薬の効果をどんなふうに確かめますか」
- ○「この薬が効かなかったらどうしますか。この薬をやめてほかの薬に変えますか、それとも、ほかの薬を加えますか」

しましょう。担当の精神科医か内科医に自分に適する薬にはどのようなものがあるか、いろいろな薬の利点、欠点を聞きましょう。表5には、薬の服用を考えている場合に治療者に聞くべきことをあげています。

薬の服用を決める

薬についての情報を収集したら、今度はその是非を考えましょう。内科医や精神科医の初診の診察はたいてい短くて、処方箋をもらって帰ることになるでしょう。本当に薬物療法を受けたいのか考える前に薬局に向かうことになってしまうかもしれません。助けてもらいたいという気持ちだけで必死なので、最初に提供されたものを試すことに乗り気になってしまうかもしれません。そんなふうにあせらずに、心理療法を受けるかどうか考えたときと同様に、決断を下す前に落ち着いて考えてください。薬物療法が合っているかどうか考えるために役立つ項目を以下に記します。

○薬物療法の良い点と悪い点は何か。
○自分の地域に適切な薬物療法を提供・管理できる人はいるか（つまり、経験や専門知識をもった人がいるか)。
○その薬は自分の生活様式、食生活、飲酒習慣に合っているか。
○薬物療法を終えたあとの再発の問題。
○薬の費用はどのくらいか、保険でまかなえるか。
○薬の服用を忘れると、どんな影響があるのか。
○薬が効きだすまでにどのくらいかかるか。
○薬の副作用。その副作用を受け入れられるか。

薬物療法の良い点・悪い点について考える

表6を見てください。良い点のカテゴリーには、薬物療法の肯定的なことをすべて書き入れてください。例えば、次のような内容を書けばよいでしょう。「気分が改善し、不安定さが減り、人生にうまく対処できる気がする」。反対意見のカテゴリーには、薬物療法を受けるうえで否定的な意

表6　薬物療法における賛否意見

薬物療法の良い点	薬物療法の悪い点
■ 調子がよくなるかもしれない。 ■ 気分が晴れるかもしれない。 ■ 職場でもっとよく対応できるかもしれない。	■ 薬代が高すぎて保険ではまかなえない。 ■ 食べてはいけないものがありそうだ。 ■ 長期間、薬を飲み続けなければならないかもしれない。

見を書きましょう。例えば、「体重の急激な増加（副作用）、薬を長く飲み続けなければならない」などです。そして、リストをもう一度見直してから、本当に薬物療法を受けたいかを決めましょう。薬物療法を受けるか受けないかを決めたら、必ず内科医または精神科医に伝えましょう。

自分が受けている治療に責任をもつ――薬は効いているか

処方医師とあなたは、薬が効いているかどうかを調べます。多くの場合、服薬している人は定期的に医師に診察してもらいます。診察は十五分から一時間くらいのこともあります。診察では、簡単に現在の症状と薬の副作用について話し合ったり、心理療法をどうするかとか生活の中での問題にどう対処するかなど話し合います。しかし、月一回しか診察を受けないのなら、短い診察時間にどうやって前回の診察から今回の診察までの三十日間の生活について思い出し、話すことができるでしょうか。多くの人は、先週何が起きたか覚えていないものです。それ以前のことならなおさらです。

一カ月間に何が起きたか覚えているのは難しいので、感情、考え、行動、症状など重要な事柄の経過を追うために症状観察記録を利用することをお勧めします。例として、表7

表7　症状観察記録

使用説明書

この記入用紙を使って、症状や起きたことの経過を追い、薬の処方者と話し合うときに活用してください。また、薬を変えたときの状態、薬を飲み忘れたときの状態を見るのにも使えます。あなたの症状、問題に合わせて、この記入用紙を修正してください。例えば、自傷行動や自殺についてあまり考えないのなら、その欄にはほかの問題、症状を記入してください。

毎日、一日の終わりに、その日の記憶がまだ鮮明なうちに、この用紙に記入してください。「0〜5」は、「0」は感情的苦痛、自殺行動の衝動などが「ない」という意味、「5」は感情的苦痛、自殺行動の衝動などの可能性が最も多いレベルだという意味です。「はい・いいえ」と書かれている場合は、もし、衝動的な行動などが起こったら「はい」と記入し、起こらなければ「いいえ」と記入してください。

症状観察記録

曜日	感情的苦痛	衝動的な行動	自傷行動の衝動	自殺企図	自傷行動	処方どおり服薬	副作用	薬が変わった
	0〜5	はい・いいえ	0〜5	0〜5	はい・いいえ	はい・いいえ	0〜5	はい・いいえ
月								
火								
水								
木								
金								
土								
日								

を参考にしてください。この表で、ＢＰＤをもつ多く人が抱える問題（自殺企図、自傷行動、衝動的な行動、感情的な苦しみ）を見ることができます。この記入用紙が合うようならば、自分が変えたいと思っている症状や問題の経過を追うために使ってください。もし、最も苦しんでいる問題について触れていないなら、使いやすい形に変えてください。この記入用紙を使うことにしたのなら、薬物療法を始める数週間前には記入を始めてください。それによって、薬を飲んでいないときの状況を把握することができます。

薬を飲み始めた日や薬の種類を記録して、その経過を追ってください。また、毎日同じ時間帯に記入するようにしましょう。この用紙に記入する時間帯を選び、カレンダー、手帳、電子手帳にそれを書きこみ、回復する過程に自分で責任をもちましょう。

まとめ

この章で、役に立つ情報が見つかったなら何よりです。たくさんの情報を提供してきたので、以下に最も大事な点を記します。

- ❑神経伝達物質は神経細胞（ニューロン）の活動に作用する脳内の化学物質である。
- ❑薬によって、脳内の神経伝達物質の活動が変化する。
- ❑薬が役に立つかどうかについての最も信頼できる研究は、ＢＰＤをもつ人を対象にした二重盲検試験である。
- ❑ＢＰＤをもつ人に一般的に投与される薬は、抗うつ薬、気分安定薬、そして抗精神病薬である。
- ❑薬には副作用があり、なかには深刻なものもある。
- ❑抗うつ薬、気分安定薬、抗精神病薬には、ささやかではあるがＢＰＤに対して重要な効力がある。しかし、〝抗ＢＰＤ薬〟といえる薬はまだ存在しない。
- ❑薬物療法についての情報を集め、自分の治療に責任をもち、十分に考え、服薬するかしないかを決断し、医師とともに薬が効いているか経過を追っていくことが重要である。

第11章――自殺を考えてしまうとき

アリスは崖っぷちに立っていた。仕事をクビになってしまい、くつろぎと支えを期待して家に帰ったら、恋人が別の女性とベッドにいるのを見つけてしまった。アリスは完全に打ちひしがれ、裏切られた気分になった。数日後、恋人は出て行った。ひどい孤独の中、アリスはリビングルームに座り、経済的にどん底に陥らないように新しい仕事を探すなど、これからしなくてはいけないことを考えていた。彼女は寂しくて孤独で、人生には希望もなく、一生よい方向になど向かわないような気がしてきた。そして、自殺することを考え始めた。

ここまでこの本を読んでくれたのなら、抱えている問題に対処するためにどうしたらよいか考えていることでしょう。ここまでは、ＢＰＤとは何か、ＢＰＤをもつことでどのような問題を抱えるか、どのように治療を受けられるか、どんな治療法があるかについて述べてきました。すぐに治療を受けたいと思っているとしても、自分の感情やストレスに対処し、ＢＰＤに関連する問題を和らげるために何ができるかを知ることが大事です。

率直にいうと、この章を本のこのあたりに入れた理由は、もし自殺してしまったら、これから説明するほかの技能は役に立たなくなるからです。問題に対処するためにいちばん大事なことは生き続けることです。治療にも同じことがいえます。もし、自殺して治療に来れなければ、治療が効くことはありません。また、第6章で述べましたが、ＢＰＤをもつ人が自殺を考えるのは本当によくあることです。もし、自殺について考えることがあるのなら、いつもとても苦しい思いをしているのでしょう。実際に、自殺をして人生を終わらせることが苦しみから逃れる方法だと考えているかもしれません。もし、この考えに心あたりがあるなら、次のように考えましょう。死ぬよりは生き続けて、人生における苦痛を和らげる方法を学んだほうがましです。自殺を考えたときの対処法をこれから話しますが、このことを念頭に置きましょう。また、自殺や自殺企図を考えることが人生をもっと苦しく困難にしているのだということも頭の中に入れておいてください。ここでの目標は、自殺をしたいと思ったときに踏みとどまり、ここで学ぶ対処法を使えるようにすることです。

自殺をしたいと思ったときに踏むステップ

もし、常日ごろ自殺を考えているのなら、この考えを断ち切るのは難しいことです。難しい問題に直面すると、自動的に脳が自殺を考えてしまうようなものですから。物事がうまくいかなかったり希望を失ったりしたとき逃避することに意味を見出すように、自殺を考えることで自分の気持ちをなだめているのかもしれません。事実、反射的に自殺を考える人もいます。何かが起きたら、パッと自殺が思い浮かぶのです。このような反射的な考え方を変えるのは難しいことです。ときにはあまりに早く自殺が思い浮かぶので、その考えを止められないことがあります。ですから、以下に述べるような方法を使えば自殺のことを一生考えなくてもよいのだと思わないようにしましょう。自殺が思い浮かぶことはあるかもしれませんが、もし思い浮かんだときにどうすればよいかを学ぶことはできます。そうすれば選択肢が増えて、何をしたらよいかをもっと自由に選べるような気になるでしょう。以下に、自殺のことを思い浮かべたり考えたりしたときにどのようなステップを踏めばよいかについて述べます。

「自殺できる道具」から離れる

自殺のことを考えたときにまずすべきなのは、自殺できる道具から離れることです。自殺できる道具とは、それを使うことで死に至るものです。頻繁に自殺を考える人は比較的、どうやって死ぬかを具体的に考えているものです。もし、何を使って自殺するかわかっているのなら、そのものからすぐに離れましょう。自殺する道具や手段から離れれば自殺を試みる確率が減るという考え方です。以下に、どのように自殺する手段から離れればよいかを記します。

○薬の過剰摂取をしたくなったら、家から出て薬から離れる。または、薬はあとでもらえるので、トイレに流してしまう。また、自殺したいと思わなくなるまで誰かに薬を保管してもらう。あるいは、薬をいつもロックのかかるところに保管して、自殺したいという思いがつのったときにすぐ手が届かないようにする。

○ナイフやそのほかの鋭利なもので自傷したいのなら、それらを家から出すか、自分自身が家から出て、それらに近づかないようにする。

○自分を傷つけるためのものを買わない。

○かみそりの刃や薬が買えるお店の前を「なんとなく」通ったりしない。麻薬がたくさん手に入る麻薬売人の家に「なんとなく」行ってはいけない。

本当にしたいことを考える

自殺を考えたとき、まず本当にしたいことを考えるようにします。本当に死にたいのか。それとも、本当は今、自分を苦しめている問題から逃れたいのか。マーシャ・リネハンは弁証法的行動療法についてのビデオの中で「自殺を考えるということは、問題があるということを意味します」と言っています。ＢＰＤをもつ人の多くは、自殺を試みるのは、感情から逃げるため、あるいはまわりの人を楽にさせるためだ、と言います。[17] あなたも同じように考えているかもしれません。自殺すれば、もっと安らかな気持ちになれる、もう今抱えている問題と向き合わなくてもよくなる、また自殺すればほかの人が自分とつきあう必要もなくなり心配しなくてよくなる。そう考えていませんか。

しかし、もし抱えている問題を解決することができ、自殺する必要がなくなったらどうでしょう。それでも自殺したいと思いますか。もし、もっと安らかな気持ちになれて、もっと充実した気持ちになれて、人生をもっとコントロールでき、問題を解決することができるならどうですか。それでもまだ自殺したいと思いますか。もし自殺を考えているということに気づいたら、本当にしたいことが何かを見つけてください。以下に示したステップを踏むことで始めてみましょう。

1　「ああ、自殺を考えている。ほかに問題があるにちがいない」と考えましょう。

2　その問題が何か見つけましょう——何が問題でもおかしくない。もしかしたら、たった今つらいことが起きたかもしれない（例えば、恋人と別れたなど）。そして、ひどくつらい気持ちになっており、何をしてよいのかわからない。または、長い間うつに苦しんで、そこからの出口が見えない。とにかく重要なのは、自殺を駆り立てている問題について考えること。

3　どうなりたいのかを理解しましょう——すでに述べたが、多くの場合、今抱えている問題から解放されたい、もっと充実感のある安らかな気持ちになりたいと思っている。

だから、「死にたい」と言う代わりに「……がしたい」と言おう。「……」のところには、「もっと安らかになる」「よくなる」「感情から逃れる」「自分が抱えている問題について考えるのをやめる」「物事がよい方向にいく方法を見つける」など、いちばん願っていることを入れる。

4　次に、自殺なんかしないで、どうしたら自分が望むものが得られるかを考えましょう——そのためにできることを考える。もし、よい案が思いつかないなら、この本の技術（第12章）を使って、役立ちそうな対処方法を見つける、友達や助言してくれそうな人に電話する、治療者がいるならその人に相談する。

5　自殺は一時的な問題の永久的な解決法だということを覚えておきましょう——人生に驚きはつきもの。自殺をしてしまったら、次の曲がり角にあるかもしれない問題の解決に到達できなくなってしまう。そんなのはばかげたことだ。

私たちは自殺を考えている人の治療をする場合、まず「本当に死にたいのですか、それとも今抱えている苦しみから逃れたいのですか」と聞きます。皆さん、この質問に一瞬つまって、「苦しみから逃れたい」と答えます。誰も「死にたい」とは言いません。私たちが診てきた人たちは、目的は死ぬことではない、と言います。なぜ、そう考えるかというと、ほかに楽になる方法や問題を解決する手段が見つけられないからだそうです。そうなると、ときとして人は自殺が解決法だと考えて、問題だとは見なさない場合があります。しかし、ほかに解決法があることを覚えていてください。それを見つければよいのです。自分でできないときには、治療者、友達、家族、ケースマネージャー、この本のような自己啓発本などに助けを求めましょう。

場所を変える

今の環境から別の場所に移るだけで、びっくりするような違いがあります。もし、家の中で自殺を考えているなら、家を出て、できるだけまわりに人がいるところ（レストラン、喫茶店、ショッピングモール、図書館、大学など）へ行きましょう。しかし、ここで重要なのは、時間をかけてどこへ行くかを考えるのではなく、すぐにどこかに行くことです。今いるところから離れたいと思ったら、安全な場所を選び、行かなくてもいいやと思う前に出かけましょう。目的地に着いたら、何か考えたりせずに、まわりで何が起こっているかに注目してください。光景、音、香り、味、まわりのすべてのものに注意を払いましょう。こうすることによって、別の見方で世界を見ることができます。
自殺を考えたときに環境をすぐ変えられる場所は、表8のようなところです。

生きる理由を考える

自殺を考えたときに役立つ別の方法は、自殺をしない重要な理由を考えることです。一九八〇年代にマーシャ・リネハンらは、「生きる理由の一覧表」というアンケートを作成しました[69]。このアンケートには、自殺しないための重要な理由がいくつか含まれています。リネハンの研究と、私たちが患者と話したことに基づき、自殺しないための理由をリストにしました（表9）。

自殺しない理由を考えるのはとても重要なことです。表9のリストにあてはまる項目があるかを見てください。それから、自分自身の自殺しない理由のリストをつくってみましょう。例えば、あなたが自殺したら、大切な人にどう影響するか、子ども、家族、ペットがどんなにつらいか考えましょう。あなたが自殺したと知ったときの子ども、両親、パートナー、身近な人の表情を想像してみてください。未来に希望をもち、自分自身を勇気づけることがなぜ理にかなっているか考えてください。これを乗り越えられる、物事を変え

表8　自殺を考えたときに、その場を離れて行くとよいところ

- ○ ショッピングモール
- ○ 喫茶店
- ○ レストラン
- ○ 人で混み合っている公園（日中）
- ○ 海岸
- ○ 図書館
- ○ コミュニティーセンター
- ○ フィットネスセンター（スポーツジム）
- ○ 大学の学生会館
- ○ 動物園
- ○ 友達の家
- ○ 近所の家
- ○ 家族や親戚の家

表9　生きるための理由、自殺しない理由

- ○ ゆくゆく、人生は今よりもよくなり、別の方法で問題を解決できるようになる。
- ○ 自殺することで、家族を傷つける可能性がある。
- ○ 自殺することで、子ども、パートナー、友達、ペット、そして自分が大切に思っている人を傷つける可能性がある。
- ○ 死の恐怖。
- ○ 自殺に失敗し、もっとひどい結果になるかもしれない（例えば、手足の麻痺、体の損傷、痛みのような慢性的な問題など）。
- ○ 痛みの恐怖
- ○ 自殺へのモラルや、宗教上の反対意見。
- ○ ほかの人から非難されることへの恐れ。
- ○ 自殺によって起こることへの恐れ（例えば、地獄に行くなど）。

られると、自分に言い聞かせましょう。あなたにとって重要な生きる理由に注意を払って、しっかり覚えていましょう。私たちの経験では、ＢＰＤをもつ人はどんなに激しい危機の中にあっても、子どもやペットを思い出すだけで、あるいはわずかな希望を考えるだけで、自殺をやめるものです。

行動を起こし、絶望的な考えに立ち向かう

研究でしばしば証明されていますが、将来への絶望的な思いが自殺を考えさせたり、自殺行動を引き起こします。[15] 自殺願望のある人はそうでない人よりも、生活について絶望的な考え方をします。つまり将来何が起こるかを前向きに考えることがあまりないようなのです。また、よくないことは将来起こらないだろうという理由をなかなか見つけられないのです。[76]

強く否定的な感情から抜けだせないときは、秩序立てて考えることはかなり難しく、絶望的な思いに支配されるものです。このような状態になると、前向きな考え方に切りかえるのは容易ではないでしょう。できたとしても、自分でその考えをつぶして、「そんなこと信じない。一生何も変わらない」と言ってしまうかもしれません。だから、感情的な危機の真っ只中にいるときの最良の対処法は、行動をただちに起こし、絶望的な「ふるまい」を避けることです。

　絶望的なことを考えているときには、物事は変わると言い聞かせる行動がいちばん効果的です。一つには、絶望的な考えと「正反対に行動する」ことです。感情をコントロールするのに重要なのは「正反対の行動」をすることです。マーシャ・リネハンの弁証法的行動療法では、自分の感情に対処するために使われる重要な技術を「正反対の行動」と呼んでいます。これは、自分がしたいと思っている行動の反対の行動という意味です。つまり、怒っていて誰かをどなりたい気分なら、誰かに親切にするという行動をとるのです。怖くてその場から逃げたいと思うなら、その場にいるという行動をとるのです[65]。「となりのサインフェルド」というアメリカのテレビ・シリーズがありました。そのある回で、ジョージ・コスタンザという気むずかしい人物が普段の行動をすべて反対にすると決めたことがありました。もちろん、これがまったく同じというわけではありません。しかし、この方法は絶望的な考え方の対処法としてはとても有効です。もし、絶望的なことを考えたなら、絶望的な考えと正反対の行動をしましょう。反対の気持ち、つまり希望に満ちていたら何をするかを考えましょう。そして、すぐに物事がよくなるように行動しましょう。今すぐに人生の問題を解決することはできないでしょう。しかし、気分をもっとよくしたり、問題を解決するための小さな一歩を踏みだしたりするために何かできるかもしれないし、あるいは日常で起こっていることを受け入れることに取り組めるようになるかもしれません。ですから、絶望的な考えに陥ったときには、第12章で紹介する方法のどれか一つを選んで実行しましょう。友達に電話をする、治療者と話をするなど、できることをして、最初の一歩のヒントが得られるようにしましょう。ものごとをよい方向に変えるためのどんなに小さなステップでも、それを踏みだすことによって見通しが改善され、きっとうまくいくという希望を与えてくれます。

しかし、これだけは覚えていてください。何が起こっているかに本当に注意を払わなければ、うまくはいかないのです。小さいステップを踏まなければ、頭の中で四六時中、もののごとがどんなにひどくて絶望的か、また自殺をどれほどしたいと思っている、というようなことを考えることになってしまいます。今、自分のまわりで何が起こっているか、目と心を開きましょう。自分がとっている、小さくてもとても重要な一歩に気づくことが大事です。

考えを通り過ごさせる

もう一つ役に立つ方法があります。自殺の考えを右から左に通過させてしまうのです。自殺をしたいという考えが浮かんだところで、それを実行に移す必要はありません。それは、単に考えなのです。つまり、頭の働きなのです。どんな人でも、一生起こさないような行動を考えることはあります。例えば、上司に対して怒っていたとします。上司にどなり、物を投げつけることを考えます。しかし、実際にはそんなことはしないでしょう。私たちは、この本を書くより、海岸に座ってピザを食べるほうがよいと思ったかもしれません。しかし、もしその考えを実行に移してしまっていたら、あなたはこの本を今読んでいないでしょう。

考えは単に考えです。ときに考えには説得力があります。真実に聞こえ、感じられ、自殺をすべきだと思いこんでしまうかもしれません。しかし、あなたには、この考えをただ通過させる自由があります。次に書かれているのは、この技術を練習するための課題です（スティーブン・ヘイズの『アクセプタンス&コミットメント・セラピー』には、このような課題があります）[49]。

広い緑の野原に寝転がり、空を見上げているところを想像してください。とても穏やかで、暖かく晴れて、心地よい風が吹いています。大きな白いふわふわな雲が流れていくのが見えます。一つ一つの雲にあなたが考えていることが書かれていると想像してください。そして、流れていくのを見てください。雲（または考え）を追いかけず、ただ通過させなさい。

次の章の「感情に対処するスキル」のどれかを使う

前述したとおり、ＢＰＤをもつ人は、激しい感情、痛み、人生の苦痛から逃れたくて自殺を試みます。しかし覚えていてほしいのは、自殺が本当に感情から逃れるのに役立つかどうかはわからないということです。自分の望む人生を手に入れるため、生きていなくてはいけません。気分をよくしたいのなら、実際に効果のある方法を使ってみましょう。それらの方法については、次の章で説明します。

まとめ

アリスは本気で自殺を考えていると気づいたとき、一旦立ち止まって、次のように考えた。「ちょっと待って。私が本当にほしいものは何？　私は本当に死にたいの？　それとも恐怖や当惑や孤独を和らげたいだけなの？」

アリスの答えは、本当に、恐怖や当惑、孤独を和らげたいということだった。しかし、どう取りかかったらよいかわからなかった。彼女はもっている薬を全部一度に飲もうと思っていたので、薬を捨てるか、ひとまずアパートを出ること（または両方）が最善な方法だと気づいた。そして、近くの喫茶店に行き、お気に入りのチョコレートクロワッサンを注文し、座って雨の水滴が窓に流れ落ちるのを見ていた。まわりのガヤガヤとした会話を聞くことで少し孤独が和らいだが、それで十分というわけではなかった。友達のモリーに電話して、今はつらい気持ちでいっぱいだと伝えた。すぐにモリーは喫茶店に来てくれた。アリスが何が起こったかを話すと、モリーはうなずきながらその話を聞き、そしてアリスができることをアドバイスしてくれた。

その後も、アリスはまだ会社の状態にストレスを感じ、恋人と別れたことが悲しかったが、もう自殺は考えていなかった。そして、何かがよい方向に変わるかもしれないというわずかな希望を感じていた。

この章では、自殺を考えたときに生きるためのスキルに着目してきました。これはかなり重要です。なぜなら、次の章に書かれている方法は、生きていなければ効き目がないからです。次に、この章で取り上げた方法をまとめます。自殺を考えるようなことがあったら、ぜひ以下のことを実行してください。

- ❑自殺に使えるものから離れる。
- ❑場所を変える。自殺を試みるのが難しいような場所に行く。
- ❑自殺を考えるということは何か問題があるのだ、ということを覚えておく。何が問題でどのように解決したらよいか自分自身に問いかける。本当に何をしたいか見つけて（例えば、感情から逃れるなど）、それができるように取り組み始める。

- ❏ほかの人に助けてもらう。
- ❏生きる理由を考える。
- ❏行動を起こす。絶望的な考えを吟味し、希望的な方向に行動する。
- ❏自殺の考えが通り過ぎるのを待つ。流れる雲のようにその考えを眺めるだけにする。
- ❏自分の気分がよくなるように感情に対処する方法（第12章）を使う。

第12章――感情への対処法

ジョンは自分の激しい感情にうんざりしていた。ほんの些細なこと（例えば、人からきつい目つきで見られるとか、ややきびしい口調を受けることなど）でさえ動揺してしまう。あまりにも感情的すぎて、自分でもまわりの人と違うことを感じていた。混乱したときに何をしてよいのかわからなくなって、この感情をもっと効果的に対処しないと大変なことになる気がしてきた。

この章では、つらいときを切り抜けるために役立つ感情への対処法について述べていきます。ＢＰＤをもっていると思ったり、誰かがあなたにＢＰＤをもっていると言ったら、まず第７章でお勧めした方法で専門家の助けを見つけてください。それから、自分に合った治療法を見つけている間、治療が始まるのを待っている間、治療を受けている間も、この章に書いてある方法を利用して、感情にうまく対処していきましょう。もちろん、いくらかは自分で自分を助けることはできますが、自分だけではＢＰＤの治療ができる証拠（エビデンス）はありません。

感情への対処法のスキル

もうおわかりでしょうが、ＢＰＤをもつ人の問題の多くは感情と関係があります。しかし、感情的な性格が問題なのではありません。感情への対処法に問題があるのです。ＢＰＤをもっているなら、混乱したときに、衝動的な行動（薬物を使用するなど）をしたり、自傷行動をしたり、どんなことをしても感情を避けようとしていることに気づいているでしょう。しかし、前に述べたように、これらの行為で短い間は気持ちが楽になるかもしれませんが、長い目で見たときかなり大きな問題になります。自傷行動は、自傷してから少しの間は気分がよくなるかもしれません。しかし、自尊心を傷つけ、傷の跡を残し、そして自傷行動が慢性的な問題対処法になってしまいます。また感情を避けるのも短期間では効くかもしれませんが、常に感情を避けていたらもっと具合が悪くなります。しかも、感情を避けることは、その感情を引き起こしている問題の解決を停止させてしまうのです。この章では、感情を効果的に扱う方法を学んでいきます。これらの方法を使えば、自傷行動のように跡が残ることはありません。

以下に述べている方法は、マーシャ・リネハンの弁証法的行動療法に含まれています。もし、これらの方法が役に立ちそうなら、リネハン教授の『弁証法的行動療法実践マニュアル――境界性パーソナリティ障害への新しいアプローチ』(65)が参考になるでしょう。

自分の感情と現状を受け入れる練習

メアリーは仕事中に滑って転び、椎間板《ついかんばん》に亀裂が入ってしまった。けがをしてから、いったん痛みだしたら痛みが和らぐことなく、数時間続く慢性的な痛みに苦しんでいる。二回手術をしたが、痛みは改善されなかった。鎮痛剤も長時間は効かず、ただ痛みを和らげ、無気力なぼんやりした状態になるだけだった。彼女は、ゴルフやテニスなど、かつて楽しんだ運動もやめた。今も、長時間座っていると、立つのがかなり大変だった。メアリーにはサムという二歳の息子がいるが、その子をだっこすることもできなくなってしまった。二回目の手術が失敗に終わったとき、彼女は絶望し、欲求不満になり、治療者に「もう、我慢できない。こんなことが私に起こるなんて信じられない。いつも絶望や怒りや恐怖を感じることに耐えられない。死にたい」と言った。

感情を扱う方法で、最も単純で、しかし最も難しいのは、感じていることを受け入れる練習をし、つらい状況を受け入れ、あるいは気を動転させるようなことが起きてもそれを受け入れることです。私たちはここで「練習」という言葉を使っています。なぜなら、感情（または、困難）を受け入れることは常に努力し続けることであって、達成することではないからです。受け入れることは期末テストで点をとり単位をとるのとは異なります。どちらかといえば、家の掃除と似ています。一度受け入れても、またそのうちやらないといけないのです。終わることは一生ありません。常に受け入れ続けることを繰り返さなければなりません。しかし、家の掃除とは異なり、誰かに頼んで、代わりに自分の感情を受け入れてもらうことはできないのです。

では具体的に、自分の感情を受け入れるというのはどういうことでしょうか。それは、単に感情、困難な状況などをあるがままにしておくことです。受け入れとは、感情を変えようと必死になったり、感情を避け感情から逃げだそうとしたり、感情を抑圧し感情を取り除こうとしたりすることをやめる過程のことです。感情があるのだから、そのままにしておくのです。考えてみれば、ほかに選択肢はないでしょう。もし、何かが起きて気分が悪くなったのなら、あなたは気分が悪いのです。この気持ちを取り除くことに必死になったり、何かの方法で感情から逃れようとすると、多くの問題を引き起こしたり、さらに苦しむような問題を引き起こす原因になります。だから、そこにすでに感情があるなら、それを受け入れれば、そんなに問題ではなくなります。。前の章で述べた絶望的な考えと同じで、感情を通り過ごさせてみたらどうですか。感情に対して、特別な反応をする必要がないのです。スティーブン・ヘイズの著書『アクセプタンス&コミットメント・セラピー』の中に、感情から逃れようともがくことは、大きくて怪力の怪獣と綱引きをしているようなものだ、と書いてあります[49]。受け入れとは、この綱引きで綱を放し、怪獣が怪獣であることを認める、ということです。

では、雨がたくさん降るところに住んでいるとしましょう。本当に雨が大嫌いなのに、それでも雨が降り続きます。雨が降れば降るほど、雨が嫌いになります。そのうち、あまりにも雨がいやになり、雨が降っていることを認められなくなってしまいます。だから、上着も着ず、車のサンルーフを開けっ放しにしてドライブをしたりします。「雨が続くね」などと言う人を無視したりします。そのうえ、雨具を使わないからいつもびしょぬれなので、しばらくするとみんなから避けられるようになります。気をゆるめて雨が降っていることに気づけば、よけいイライラします。雨がまだ降り続けているとはなんてひどいことなんだと思い、雨の多いところに住んだことを嘆き、天気予報を見るたびにパニックに陥ります。

あなたがBPDをもっているなら、この雨の例のように自分の感情に対して同じようなことをするかもしれません。実はBPDをもたない人でさえ、同じようなことをすることがあります。では、雨を受け入れるにどうすればよいでしょうか。窓の外を見て、こんなことを言えばよいでしょう。「雨が降っている。雨は好きじゃないけど降っている。それが今日の天気なんだ」これと同じことが感情においてもできます。「受け入れる」ことは「好きになる」ということではありません。感情が起こったとき、その感情を好きになる必要はありませんが、受け入れれば、もっと穏やかな気持ちになれることに気づくでしょう。また、苦しみを減らすためにする必要があること（例えば、雨の場合レインコートを着るなど）ができることに気づきます。

ここで、ぜひ覚えておいてほしい重要なことがあります。受け入れることは、屈したり、あきらめたり、断念したり、感情に苦しんだり、人生に絶望したりすることではありません。[65] 受け入れることは救命ボートを捨て、絶望の海でおぼれることではありません。受け入れることは、過去に起こったこと（いいかえれば、もう変えられないこと）やたった今起こっていることと闘わないことなのです。

一度思い悩んでいることを受け入れてしまえば、現状を変えるために努力することができます。[65] 例えば、会社をクビになったことを受け入れられたら、ほかの仕事を探すことができます。人前でスピーチすることが不安だと感じることを受け入れたら、不安を和らげられる方法を見つけることができます。または、健康上の問題（例えば糖尿病）があることを認めれば、健康状態を管理、改善することができます。

このようなことができたらよいと思うでしょう。では、実際にどうやったらよいのでしょうか。気持ちや自分の人生を受け入れる方法はたくさんあります。以下にいくつか、その方法をリストアップしましょう。

○感情が起こり、去っていくのを観察する。感情は身体にあらわれる（例えば、不安は動悸《どうき》を引き起こしたり、胃をキリキリさせる）。身体の変化が起き、引いていくのを見る。ただ見るだけで、去るのを待つ。変えようとせず、評価もしない（例えば「悪い」「ひどい」などとラベルをつけない）。

○今感じていることを受け入れる、と自分自身に言う。「私は今、……と感じている」と言う。

○何であれ、動揺させることを受け入れる、と自分自身に言う。例えば、第11章に出てきたアリスの場合では、「仕事を失ったことを受け入れる」と言う。あなたの場合では、パートナーを失ったこと、深刻な健康問題、虐待された過去、または単に日々のイライラすることを受け入れる努力をすることかもしれない。

○自分を動揺させるものに苦しんでいることに気づいたら、そのことを大きな声で言う。例えば「クビになった」「恋人にふられた」「お金が足りない」「体重が増えた」など。自分が抱えている問題に混乱したら、いつでもそのことを口に出して言ってみる。

○何を感じているかを書きだす。そして、書いたことを読み直す。

○息を吸って、「受け入れる」と頭の中で自分に言う。そして、息を吐いて、また「受け入れる」と言う。ただ自分の感情を吸って吐きなさい（息を吸って吐くことは、リネハン教授の『弁証法的行動療法実践マニュアル』の第10章「苦悩耐性スキル」のセクションにも載っています）[65]。

もし、受け入れる方法についてもっと知りたいなら、リネハンの『弁証法的行動療法実践マニュアル』[65]か、ヘイズ教授の『〈あなた〉の人生をはじめるためのワークブック』[48]を読むことをお勧めします。

メアリーの治療者は彼女の痛みと苦しみを理解し、受け入れる努力をすることを提案した。最初メアリーは「頭がおかしいんじゃないの？　あなたが受け入れてみなさいよ。私にはできないわ。ものごとが変わらないで、いつまでもこのままなんて、受け入れられない」と言った。治療者は何も変わらないことを受け入れる必要はない、と言った。ただ、今の状態だけを受け入れる努力をして、そこまで苦しくないとき（腰の痛みがそんなに悪くないときなど）にもう少し注意を払えばよいと言った。また、怒り、悲しみ、欲求不満などの感情的な反応を受け入れることを提案した。なぜなら、彼女の健康や生活状態にはかなりのストレスが伴っているので、それは彼女の正常な反応だったからだ。やがて、メアリーは、だんだんとけがをしたことを受け入れられるようになり、悲しみ、欲求不満、怒りを感じたときに、その感情を取り除こうとせず、あるがままにしているようになった。依然として腰の治療法が見つかる希望をもってはいるが、今ではけがとともに生き、痛みを感じないときを楽しむようになった。

注意をそらす

ひどく動揺しているとき、何か別のものに注意をそらすことがよい場合があります。注意をそらすことによって、困っていることを忘れることができます。やり方はたくさんあります。以下に、注意をそらす方法をいくつかあげてみます。これらの多くも、リネハン

の弁証法的行動療法からきています。(65)

○別のことを考える(65)——百からゼロまで逆に数える。一一五を三になるまで七を引き算し続ける。天井の穴を数える。部屋の床板を数える。時計の秒針を追って数える。アルファベット順に動物または町の名前を考える。

○何か頭を使うことをする——クロスワードパズルなど頭を使うことをする（例えば、数独、数学の問題、言葉遊び、ビデオゲーム、コンピューターゲームなど）。

○何か仕事をする——やらないといけない仕事を見つけ、徹底的に打ちこむ（例えば、家の掃除、皿洗い、食品の買い物、誰かの手伝い、庭仕事、洗濯など）。これらの家事をしている間は、できる限りそのことだけに集中する。没頭する。

○何か楽しくて夢中になれることをする——例えば、美術や工芸など（たとえ芸術家でなくても、器用でなくても）。モネのような価値のある絵を描く必要はない。ぬり絵をしたり、イメージをスケッチしたり、コラージュをするくらい単純なものでよい。もし、武術やほかの運動をしているなら、それをする。気持ちのよい場所で散歩をしたり、お気に入りのレストランや喫茶店に行ったり、一緒にいて楽しい人と時間を過ごす（一緒に時間を過ごさなくても、電話をしたり、メールを送るのでもかまわない）。

○想像力を働かせる[65]——休暇を過ごすお気に入りの場所（カリブ海の島の海岸など）にいることを想像する。入りこめるお気に入りの空想をする（自傷行動を含まない）。あなたが抱えている問題をうまく解決したことを想像する。とても穏やかな場所にいることを想像する。例えば、優しい風が吹く暖かい日に草が青々と茂る草原に座っているところなど。今想像しているところの光景、音、香り、味、感触を思い浮かべる。

○今の感情から引き離してくれそうな音楽を聞く——例えば、悲しい気持ちや落ちこんでいるなら、大きな音のエネルギッシュな音楽を聞く。もし不安や緊張や怒りを感じているなら、やわらかい和やかな音楽を聞く。これは、弁証法的行動療法の気をそらすスキルの「反対の感情を引き起こす」と同じ理論[65]。次の項目もこれと同じ理論を使っている。

○注意をひくテレビ番組や映画を見る——感じていることと反対のムードのものを選ぶ。例えば、悲しかったり、エネルギーやモチベーションが低くなるような感情を抱えているなら、興奮させてくれたり（サスペンス映画など）おもしろいテレビ番組や映画を見る。もし、怒り、動揺、緊張、ストレスを感じているなら、落ち着くものを見る。

○外に出て何かをする――アクティブになり、注意を引く何かをする。友達に電話して、外に出て、少しの間、抱えている問題から注意をそらせることをする。

○五感のどれか（または全部）を刺激することをする[65]――張りつめた感情から注意をそらしたいなら、別の張りつめた感じのものを自分の環境に取り入れることが助けになる。自分の気をひきつけ、五感に刺激を与えることで、今の感情から抜けだせるかもしれない。これは五感のどれにでも適応できる。これらの方法は、リネハンの『弁証法的行動療法実践マニュアル』の「自己緩和」スキルから引用している。[65] これらの方法をさらに展開させたいなら、リネハン教授の本を読むとよい。

・味――動揺したときにいつでも口に入れられるように、味の強いアメをもち歩く。強いシナモン味、酸っぱいレモン味、強いミント味のアメがお勧め。あるいは、塩と酢の味のポテトチップを食べるのもよい。ポテトチップを舌の端に置き、しばらくそのままにする。

・感触――いろいろな肌触り、温度のものに着目する。水、またはお湯を手に流す。氷を一片、溶けるまで手にもつ。火傷しない程度の熱いシャワーを勢いよく流して浴びる。手と腕の緊張が起こるのを感じられるくらい椅子を強く握る。鍵、チャック、クッションの布など、まわりにあるいろいろなものを触る。肌触りに注目する。かかとを床にこすりつけて、どんな感覚かに注目する。足にかかる緊張と足の裏に感じる圧力に注目する。

・におい――強いにおいがするものを探す。タマネギを切って、においを吸いこむ。戸棚にあるいろいろな香辛料のにおいをかぐ。香水またはコロンを紙に吹きかけ、その香りをかぐ。お香を焚《た》く。新しくコーヒーを入れて、アロマの香りをかぐ。

・聞くこと――騒がしい音楽を聞く。ホーンを吹いたり、ブザーを何回か鳴らす。笛を吹く。

・光景――あなたの注意を引く画像に着目する。例えば、美しい自然（すてきな夕日、美しい花など）など。ほかには好きな人の写真でも、好きな絵でも、感動的な詩でも、自分の目に映るものなら何でもよい。その画像のすべての側面に注目する。

一つだけ注意してください。気をそらす方法が上手になると、使いすぎになりがちです。

動揺するときにいつでもこのテクニックを使うと、薬物や自殺ほど傷つけなくてすみます。しかし、絶えず注意をそらすテクニックを使っていれば、それは回避になってしまいます。覚えているでしょうが、回避をしすぎると、苦しみが増し、問題を解決し受け入れることを停止させてしまいます。ですから、苦しい時間をやり過ごすために適度にこのスキルを使うようにしましょう。そして、嵐や危機が通り過ぎたら、注意をそらすことをやめ、自分が抱えている問題や感情に向き合うようにしましょう。

リラックスする方法

不安障害のほとんどの治療法にはリラックスのスキルが含まれます。そして、このスキルは不安をうまく取り扱うだけではなく、ほかの怒りなどの感情を扱うのにも効果的です。調子が高かったり、緊張、動揺、活気づいているときに最も効果的です。リラックスするための一般的な方法としては漸進的筋《ぜんしんてききん》弛《し》緩法《かんほう》と腹式呼吸があります。ゆっくりと呼吸するだけでも役立ちます。

これらのスキルがどういったものかを説明する前に、一つ重要なことを話しておきます。これらのスキルを練習している間、何かを心配するのはやめましょう。もし、不安やストレスを感じているのなら、将来を心配する傾向があるかもしれません。そうすると、もっと不安になります。だから、これらのスキルを練習している間は、現在と現在身体が感じていることに集中しましょう。そして、もし、集中していることからそれたり将来の心配をしだしたら、注意を今練習しているスキルに戻しましょう。

●漸進的筋弛緩法

漸進的筋弛緩法は緊張、不安、ときとしては怒りを減少させます。これを行うために、静かで邪魔をされない心地よい場所を探してください。横になっても座っても立ってもできます。たぶん、横になってやるのがいちばんだと思います。

漸進的筋弛緩法は基本的には筋肉に力を入れたりリラックスさせたりして行います。このスキルの背景には、意識的に筋肉に力を入れることでリラックスしやすくなるという考え方があります。一日の間、普通の状態で筋肉に力を入れていてリラックスをしようとしても、筋肉に意識的にいっぱい力を入れてからリラックスしようとするときほどにはリラックスはできません。ブランコに乗っている子どもを押すときのことを例として考えましょう。ブランコを強く押すときにブランコを高く上げていたほうが、あまり上げない状態のときより前に高く揺れます。

1　まずは身体のどのあたりから始めるかを決める。やり始めるのに「正しい」場所はない。頭のてっぺん、またはつま先から始めてもよい。ここでは、つま先から始めるとする。

2　つま先に集中する。自分の脳が全部つま先に引き下ろされることを想像する。そして、つま先を足の底に向け内側に曲げ、つま先に緊張を感じるまで続ける。七五～八〇％力を入れ、五～十秒間力を入れ続ける。

3　そして力をゆるめ、筋肉をリラックスさせる。力を入れているときと抜いたときの違いに着目する。リラックス、温かさ、ほかの感覚など、感じていることに注目する。

4　意識をくるぶしにもってくる。足に力を入れることで、くるぶしに力を入れる。また、五～十秒、力を入れっぱなしにしてから力をゆるめ、足とくるぶしをリラックスさせる。力を入れているときとリラックスしているときの違いに注目する。

5　これを徐々に身体の上の部分で行い、頭に到達するまで同じことを行う。毎回、ただ筋肉に七五～八〇％（身体を痛めないようなら、それ以上）の力を入れ、五～十秒その状態を保つ。そしてリラックスさせる。毎回、力を入れている状態とリラックスしている状態での違いに注目する。どこでもよいので、あいている時間によって五〜二十五分、漸進的筋弛緩法を行う。五分間行うだけでも効果がある。

このスキルには、次の二つの主な目的があります。①筋肉に力を入れている状態とリラックスしている状態の違いに注目する。②リラックスできる手助けをする。よくいわれるのは、漸進的筋弛緩法をしたあとはその前より少なくとも五〇％多くリラックスできるということです。

緊張、不安、動揺、圧倒、ストレス、怒りを感じているときに、このスキルを使うとよいでしょう。なかにはかなり効果があらわれる人がいます。私たちの仲間が診ていた患者で、何をやっても不安が和らがなかったし、治療の間も非常に不安だった、という人がいました（ゼロから一〇〇のスケールで不安をあらわすと八五もありました。一〇〇が最も高い不安状態をあらわしています）。漸進的筋弛緩法をたった十分しただけで、彼の不安は四〇にまで下がりました。そして、彼は今も不安を和らげたいとき、このスキルを使い続けています。

●腹式呼吸

腹式呼吸とは、不安、怒り、動揺、緊張、ストレスを感じているときに役立つスキルの一つです。このスキルはとても単純です。単に、ゆっくり、故意に横隔膜を通して、呼吸するのです。横隔膜を通して呼吸をすることで、最大限に最も深い呼吸をすることができます。落ち着いてリラックスするときには、深呼吸はとても重要です。

漸進的筋弛緩法のように、誰にも邪魔されない静かな場所で練習し始めるとよいでしょう。まず、まっすぐに座った状態で、片手を胸部にあて、もう片方の手を腹部にあてます。そして、いつものように呼吸をします。胸部または腹部、どちらに置いている手がより動いているかに注目しましょう。たいていの人は胸部に置いた手のほうが動きます。つまり、横隔膜で呼吸していないのです。

呼吸をし続けて、今度は主に横隔膜を通して肺に空気を送りこむようにします。つまり、胸部に置いた手より腹部に置いた手のほうが動くまで続けます。それから、ゆっくりと呼吸をします。通常よりもゆっくりとした呼吸がちょうどよいです。でもゆっくりしすぎて十分な空気が吸えないのはよくありません。また、通常よりも深く呼吸をします。しかし、大きな風船が割れそうな状態まで深く呼吸する必要はありません。ただ座って、ゆっくりと、意図的に横隔膜を通して呼吸をします。また、呼吸をするにつれて、緊張が霧や蒸気として口や身体から流れだすのを想像してみてもよいです。

このスキルが役立つ理由はいくつかあります。まず第一に、不安や緊張を感じているときには胸部で呼吸するのが普通です。胸で呼吸すると、さらに不安になったり緊張したりするのです。過呼吸をしやすい場合は、とくにそうです。実際、腹部や横隔膜で呼吸をすると、より深く肺に空気を送りこむことができます。そうすると、よりスムーズに酸素と二酸化炭素を交換することができるのです。第二の理由としては、呼吸をすると、一旦動きやパニックを止めて別なことに集中できます。何かが起きて、とても動揺したら、しばらく呼吸に集中することで落ち着く間ができます。それからすべきことを考えるゆとりが出てくるのです。もちろん、すでに述べましたが、考えるのは呼吸をしてから（または漸進的筋弛緩法をしてから）にしましょう。少し落ち着いてから、考えたり計画したり問題を解決するようにしましょう。

リラックスするためのこれらの二つのスキルについて、覚えておいてほしいことがあります。一度練習して、どんな効果があるかわかったら、日常ストレスを感じているときにこのスキルを使うことができます。ここで記した方法は、日常的、またはストレス、緊張、イライラを感じているときに使えるより形式的なリラックス法として提供しています。時間をかけて身体をリラックスさせることに集中して、心を落ち着かせてください。実際、多くの人が漸進的筋弛緩法または腹式呼吸を形式的にやることが、長い一日の終わりにストレスを解消したりリラックスするためのよい方法だと実感しています。なかなか寝られないときには、よく眠るために役に立ちます。しかしながら、このスキルの使い方がほかにもあります。

ストレスを引き起こすようなことや動揺させるようなことが起きたら、すぐに使います。とても混乱、動揺、不安を感じさせるようなことが起きたら、それにすぐ反応しないで、少しだけ漸進的筋弛緩法、または少しだけ腹式呼吸をして落ち着きましょう。広い場所や座ったり横になれる場所などなくてもかまいませんし、時間をかける必要もありません。形式ばらずに、いつでも、どこでも、欲求不満や不安を少しでも取り除くために、このスキルを使いましょう。次に記したスキル（ゆっくりと呼吸をする）は、いつでも、どこでも、少しでも不安やイライラを簡単に和らげることができるリラックス法です。

●ゆっくりと呼吸をする

最後に紹介するスキルは、単に呼吸をゆっくりすることです。前述したように、多くの人は不安や混乱しているときに浅く速い呼吸をします。しかし、そうすることで、さらに不安に陥るのです。だから、浅く速い呼吸をしているのに気がついたら、少し落ち着くために、ゆっくり呼吸することに神経を集中させましょう。これは、息を吐くときに六まで数えればよいだけです。深く息を吸い、吐きながら六まで数えます。同じことを繰り返し繰り返し行いましょう。息を吐くのに六まで数えても呼吸がゆっくりにならないと感じたら、六まで数えることから始めて、次に息を吐くときは八、次は十まで数えて、実際に呼吸がゆっくりになるまで数字を大きくしていきます。この方法は、呼吸をゆっくりにするだけではなく、数を数えることに意識を集中させることができます。つまり、その瞬間に起きた問題から注意をそらす手助けになるのです。

まとめ

感情に対処するスキルを学んだあと、メアリーは感情的に圧倒されそうなときのための計画を考えた。まずゆっくりと呼吸をして、たった今起きたことだけに注目する。次に、起こったこと、そのときの感情を受け入れる練習をすることに決めた。これがかなり大変なら、何か注意をそらす方法を見つける。例えば、クロスワードパズルをする、音楽を聞くなど。圧倒されていた気持ちが軽くなったら、自分自身のために何を変えたらよいのか考えることにした。

この章では、感情を扱うスキルに焦点をあてました。すでに述べたように、BPDには感情の問題があります。BPDをもつ人は、頻繁に感情と闘っているでしょう。なければよいと思うような強すぎる感情をもっているかもしれません。または感情を和らげることができずに、それらを避けたり、感情を取り除くために自分を傷つけているかもしれません。ＢＰＤを改善していくための重要なステップは、感情の扱い方を学ぶことです。以下に、この章で述べてきた感情に対処するためのスキルをまとめました。

- □感情や抱えている問題を受け入れる練習をする。
- □何か別のものに焦点をあて、注意をそらす。
- □注意をそらすような夢中になれることや、感覚を活性化できる活動を選ぶ。
- □とくに不安、恐怖、緊張、動揺、怒りを感じているときに、リラックスするために漸進的筋弛緩法を行う。
- □腹式呼吸をするか、ゆっくり呼吸をして、リラックスする。
- □これらのスキルをできるだけ頻繁に練習して、そのスキルが必要なときに使えるようにする。

文　献

(1) Ainsworth, M. D., S. M. Bell, and D. J. Stayton. 1971. Individual differences in strange situation behaviour of one-year-olds. In *The Origins of Human Social Relations*, edited by H. R. Shaeffer. London: Academic Press.

(2) American Psychiatric Association. 2000. *Diagnostic and Statistical Manual of Mental Disorders (DSM-IV-TR).* 4th ed. Text revision. Washington, DC: American Psychiatric Association.

(3) Axelrod, S. R., A. Morgan III, and S. M. Southwick. 2005. Symptoms of posttraumatic stress disorder and borderline personality disorder in veterans of Operation Desert Storm. *American Journal of Psychiatry* 162:270–75.

(4) Baer, J., and C. D. Martinez. 2006. Child maltreatment and insecure attachment: A meta-analysis. *Journal of Reproductive and Infant Psychology* 24:187–91.

(5) Ball, S. A., H. Tennen, J. C. Poling, H. R. Kranzler, and B. J. Rounsaville. 1997. Personality, temperament, and character dimensions and the *DSM-IV* personality disorders in substance abusers. *Journal of Abnormal Psychology* 106:545–53.

(6) Baron, M., R. Gruen, and L. Asnis. 1985. Familial transmission of schizotypal borderline personality disorders. *American Journal of Psychiatry* 142:927–34.

(7) Bateman, A. W., and P. Fonagy. 1999. Effectiveness of partial hospitalization in the treatment of borderline personality disorder: A randomized controlled trial. *American Journal of Psychiatry* 156:1563–69.

(8) ———. 2001. Treatment of borderline personality disorder with psychoanalytically oriented partial hospitalization: An eighteen-month follow-up. *American Journal of Psychiatry* 158:36–42.

(9) ———. 2004. Mentalization-based treatment of BPD. *Journal of Personality Disorders* 18:36–51.

(10) Baumeister, R. F. 1990. Suicide as escape from self. *Psychological Review* 97:90–113.

(11) Behavioral Tech LLC. 2004. *Sitting In on Therapy with Marsha Linehan, Ph.D., ABPP: Assessing and Treating Suicidal Behaviors.* VHS. Seattle, WA: Behavioral Tech LLC.

(12) Benedetti, F., L. Sforzini, C. Colombo, C. Maffei, and E. Smeraldi. 1998. Low-dose clozapine in acute and continuation treatment of severe borderline personality disorder. *Journal of Clinical Psychiatry* 59:103–7.

(13) Bogenschutz, M. P., and H. G. Nurnberg. 2004. Olanzapine versus placebo in the treatment of borderline personality disorder. *Journal of Clinical Psychiatry* 65:104–9.

(14) Brodsky, B. S., K. M. Malone, and S. P. Ellis. 1997. Characteristics of borderline personality disorder associated with suicidal behavior. *American Journal of Psychiatry* 154:1715–19.

(15) Brown, G. K., A. T. Beck, R. A. Steer, and J. R. Grisham. 2000. Risk factors for suicide in psychiatric outpatients: A twenty-year prospective study. *Journal of Consulting and Clinical Psychology* 68:371–77.

(16) Brown, M. Z., and A. L. Chapman. 2007. Stopping self-harm once and for all: Relapse prevention in dialectical behavior therapy. In *Therapist's Guide to Evidence-Based Relapse Prevention*, edited by G. A. Marlatt and K. Witkiewitz. London: Academic Press.

(17) Brown, M. Z., K. A. Comtois, and M. M. Linehan. 2002. Reasons for suicide attempts and nonsuicidal self-injury in women with borderline personality disorder. *Journal of Abnormal Psychology* 111:198–202.

(18) Carrion, V. G., C. F. Weems, R. D. Ray, B. Glaser, D. Hessl, and A. L. Reiss. 2002. Diurnal salivary cortisol in pediatric PTSD. *Biological Psychiatry* 51:575–82.

(19) Chapman, A. L., and K. L. Dixon-Gordon. Forthcoming. Emotional antecedents and consequences of deliberate self-harm and suicide attempts. *Suicide and Life Threatening Behavior.*

(20) Chapman, A. L., K. L. Gratz, and M. Z. Brown. 2006. Solving the puzzle of deliberate self-harm: The experiential avoidance model. *Behaviour Research and Therapy* 44:371–94.

(21) Chapman, A. L., and M. M. Linehan. 2005. Dialectical behavior therapy for borderline personality disorder. In *Borderline Personality Disorder,* edited by M. Zanarini. Boca Raton, FL: Taylor & Francis.

(22) Chengappa, K. N. R., T. Ebeling, J. S. Kang, J. Levine, and H. Parepally. 1999. Clozapine reduces severe self-mutilation and aggression in psychotic patients with borderline personality disorder. *Journal of Clinical Psychiatry* 60:477–84.

(23) Clarkin, J. F., T. A. Widiger, A. Frances, S. W. Hurt, and M. Gilmore. 1983. Prototypic typology and the borderline personality disorder. *Journal of Abnormal Psychology* 92:263–75.

(24) Cornelius, J. R., P. H. Soloff, J. M. Perel, and R. F. Ulrich. 1990. Fluoxetine trial in borderline personality disorder. *Psychopharmacological Bulletin* 26:151–54.

(25) Cowdry, R. W., D. Pickar, and R. Davies. 1985. Symptoms and EEG findings in the borderline syndrome. *International Journal of Psychiatry Medicine* 15:201–11.

(26) Dallman, M. F., N. Pecoraro, S. F. Akana, S. E. la Fleur, F. Gomez, H. Houshyar, M. E. Bell, S. Bhatnagar, K. D. Laugero, and S. Manalo. 2003. Chronic stress and obesity: A new view of "comfort

food." *Proceedings of the National Academy of Sciences of the United States of America* 100(20):11696–701.

(27) Damasio, A. R. 1994. *Descartes' Error: Emotion, Reason, and the Human Brain*. New York: G. P. Putnam.

(28) Ebstein, R. P., O. Novick, R. Umansky, B. Priel, Y. Osher, D. Blaine, E. R. Bennett, L. Nemanov, M. Katz, and R. H. Belmaker. 1996. Dopamine D4 receptor (D4DR) exon III polymorphism associated with the human personality trait of Novelty Seeking. *Nature Genetics* 12:78–80.

(29) Essex, M. J., M. H. Klein, E. Cho, and N. H. Kalin. 2002. Maternal stress beginning in infancy may sensitize children to later stress exposure: Effects on cortisol and behavior. *Biological Psychiatry* 52:776–84.

(30) Farmer, R. F., and R. O. Nelson-Gray. 1995. Anxiety, impulsivity, and the anxious fearful and erratic dramatic personality disorders. *Journal of Research in Personality* 29:189.

(31) Frances, A. J., M. R. Fyer, and J. F. Clarkin. 1986. Personality and suicide. *Annals of the New York Academy of Sciences* 487:281–93.

(32) Frankenburg, F. R., and M. C. Zanarini. 1993. Clozapine treatment in borderline patients: A preliminary study. *Comprehensive Psychiatry* 34:402–5.

(33) ———. 2002. Divalproex sodium treatment of women with borderline personality disorder and bipolar II disorder: A double-blind placebo-controlled pilot study. *Journal of Clinical Psychiatry* 63:442–46.

(34) Gladwell, M. 2000. *The Tipping Point: How Little Things Can Make a Big Difference*. Boston: Little, Brown.

(35) Gratz, K. L., D. M. Lacroce, and J. G. Gunderson. 2006. Measuring changes in symptoms relevant to borderline personality disorder following short-term treatment across partial hospital and intensive outpatient levels of care. *Journal of Psychiatric Practice* 12:153–59.

(36) Grilo, C. M., C. A. Sanislow, J. G. Gunderson, M. E. Pagano, S. Yen, M. C. Zanarini, M. T. Shea, et al. 2004. Two-year stability and change of schizotypal, borderline, avoidant, and obsessive-compulsive personality disorders. *Journal of Consulting and Clinical Psychology* 72:767–75.

(37) Grossman, R., R. Yehuda, and L. Siever. 1997. The dexamethasone suppression test and glucocorticoid receptors in borderline personality disorder. In *The Neurobiology of Posttraumatic Stress Disorder*, edited by R. Yehuda and A. McFarlane. New York: New York Academy of Sciences.

(38) Grove, W. M., and A. Tellegen. 1991. Problems in the classification of personality disorders. *Journal of Personality Disorders* 5:31–41.

(39) Gunderson, J. G. 1984. *Borderline Personality Disorder*. Washington, DC: American Psychiatric Press.

(40) ———. 1996. The borderline patient's intolerance of aloneness: Insecure attachments and therapist availability. *American Journal of Psychiatry* 153:752–58.

(41) ———. 2001. *Borderline Personality Disorder: A Clinical Guide*. Washington, DC: American Psychiatric Publishing.

(42) Gunderson, J. G., D. Bender, C. Sanislow, S. Yen, J. B. Rettew, R. Dolan-Sewell, I. Dyck, et al. 2003. Plausibility and possible determinants of sudden "remissions" in borderline patients. *Psychiatry* 66:111–19.

(43) Gunderson, J. G., K. L. Gratz, E. Neuhaus, and G. Smith. 2005. Levels of care in the treatment of personality disorders. In *Textbook of Personality Disorders*, edited by J. M. Oldham, A. E. Skodol, and D. E. Bender. Washington, DC: American Psychiatric Publishing.

(44) Gunderson, J. G., L. C. Morey, R. L. Stout, A. E. Skodol, M. T. Shea, T. H. McGlashan, M. C. Zanarini, et al. 2004. Major depressive disorder and borderline personality disorder revisited: Longitudinal interactions. *Journal of Clinical Psychiatry* 65:1049–56.

(45) Gunderson, J. G., M. T. Shea, A. E. Skodol, T. H. McGlashan, L. C. Morey, R. L. Stout, M. C. Zanarini, C. M. Grilo, J. M. Oldham, and M. B. Keller. 2000. The Collaborative Longitudinal Personality Disorders Study: Development, aims, design, and sample characteristics. *Journal of Personality Disorders* 14:300–315.

(46) Haines, J., C. Williams, K. Brain, and G. Wilson. 1995. The psychophysiology of self-mutilation. *Journal of Abnormal Psychology* 104:479–89.

(47) Hanh, T. N. 1976. *The Miracle of Mindfulness: A Manual on Meditation.* Boston: Beacon Press.

(48) Hayes, S. C. 2005. *Get Out of Your Mind and Into Your Life: The New Acceptance and Commitment Therapy.* Oakland, CA: New Harbinger Publications.

(49) Hayes, S. C., K. D. Strosahl, and K. G. Wilson. 1999. *Acceptance and Commitment Therapy: An Experiential Approach to Behavior Change.* New York: Guilford Press.

(50) Henry, C., V. Mitropoulou, A. S. New, H. W. Koenigsberg, J. Silverman, and L. J. Siever. 2001. Affective instability and impulsivity in borderline personality and bipolar II disorders: Similarities and differences. *Journal of Psychiatric Research* 35:307–12.

(51) Herman, J. L. 1992. *Trauma and Recovery.* New York: Basic Books.

(52) Herpertz, S. C., T. M. Dietrich, B. Wenning, T. Krings, S. G. Erberich, K. Willmes, A. Thron, and H. Sass. 2001. Evidence of abnormal amygdala functioning in borderline personality disorder: A functional MRI study. *Biological Psychiatry* 50:292–98.

(53) Hollander, E., A. Allen, R. P. Lopez, C. Bienstock, R. Grossman, L. Siever, L. Margolin, and D. A. Stein. 2001. A preliminary double-blind, placebo-controlled trial of divalproex sodium in borderline personality disorder. *Journal of Clinical Psychiatry* 62:199–203.

(54) Jacobson, N. S., K. S. Dobson, P. A. Truax, M. E. Addis, K. Koerner, J. K. Gollan, E. Gortner, and S. E. Prince. 1996. A component analysis of cognitive-behavioral treatment for depression. *Journal of Consulting and Clinical Psychology* 64:295–304.

(55) Jick, H., J. A. Kaye, and S. S. Jick. 2004. Antidepressants and risk of suicidal behaviors. *Journal of the American Medical Association* 292:338–43.

(56) Johnson, T. D., and L. Edwards. 2002. Genes, interactions, and the development of behavior. *Psychological Review* 109:26–34.

(57) Kaye, W. H., T. E. Weltzin, L. K. Hsu, C. W. McConaha, and B. Bolton. 1993. Amount of calories retained after binge eating and vomiting. *American Journal of Psychiatry* 150:969–71.

(58) Koenigsberg, H. W., P. D. Harvey, V. Mitropoulou, J. Schmeidler, A. S. New, M. Goodman, J. M. Silverman, M. Serby, F. Schopick, and L. J. Siever. 2002. Characterizing affective instability in borderline personality disorder. *American Journal of Psychiatry* 159:784–88.

(59) Lenzenweger, M. F., M. C. Lane, A. W. Loranger, and R. C. Kessler. Forthcoming. DSM-IV personality disorders in the National Comorbidity Survey Replication. *Biological Psychiatry.*

(60) Lesch, K. P., D. Bengel, A. Heils, S. Z. Sabols, B. D. Greenberg, S. Petri, J. Benjamin, D. H. Hamer, and D. L. Murphy. 1996. Association of anxiety-related traits with a polymorphism in the serotonin transporter gene regulator region. *Science* 274:1527–31.

(61) Lesch, K. P., and A. Heils. 2000. Serotonin gene transcription control regions: Target for antidepressant drug development. *International Journal of Neuropsychopharmacology* 3:67–69.

(62) Lieb, K., J. E. Rexhausen, K. G. Kahl, U. Schweiger, A. Philipsen, D. Hellhammer, M. Bohus, et al. 2004. Increased diurnal salivary cortisol in women with borderline personality disorder. *Journal of Psychiatric Research* 38:559–65.

(63) Lieb, K., M. C. Zanarini, C. Schmahl, M. M. Linehan, and M. Bohus. 2004. Borderline personality disorder. *Lancet* 364:453–61.

(64) Linehan, M. M. 1993a. *Cognitive-Behavioral Treatment of Borderline Personality Disorder.* New York: Guilford Press.

(65) ———. 1993b. *Skills Training Manual for Treating Borderline Personality Disorder.* New York: Guilford Press.

(66) Linehan, M. M. 2005. Personal communication. University of Washington, Seattle.

(67) Linehan, M. M., H. E. Armstrong, A. Suarez, D. Allmon, and H. Heard. 1991. Cognitive behavioral treatment of chronically parasuicidal borderline patients. *Archives of General Psychiatry* 48:1060–64.

(68) Linehan, M. M., K. A. Comtois, A. M. Murray, M. Z. Brown, R. J. Gallop, H. L. Heard, K. E. Korslund, D. A. Tutek, S. K. Reynolds, and N. Lindenboim. 2006. Two-year randomized controlled trial and follow-up of dialectical behavior therapy vs. therapy by experts for suicidal behaviors and borderline personality disorder. *Archives of General Psychiatry* 63:757–66.

(69) Linehan, M. M., J. L. Goodstein, S. L. Nielsen, and J. A. Chiles. 1983. Reasons for staying alive when you are thinking of killing yourself: The Reasons for Living Inventory. *Journal of Consulting and Clinical Psychology* 31:276–86.

(70) Linehan, M. M., S. L. Rizvi, S. Shaw-Welch, and B. Page. 2000. Psychiatric aspects of suicidal behaviour: Personality disorders. In *International Handbook of Suicide and Attempted Suicide,* edited by K. Hawton and K. van Heeringen. Hoboken, NJ: John Wiley.

(71) Linehan, M. M., H. I. Schmidt, L. A. Dimeff, J. C. Craft, J. Kanter, and K. A. Comtois. 1999. Dialectical behavior therapy for patients with borderline personality disorder and drug-dependence. *American Journal on Addictions* 8:279–92.

(72) Links, P. S., M. Steiner, I. Boiago, and D. Irwin. 1990. Lithium therapy for borderline patients: Preliminary findings. *Journal of Personality Disorders* 4:173–81.

(73) Links, P. S., M. Steiner, and G. Huxley. 1988. The occurrence of borderline personality disorder in the families of borderline patients. *Journal of Personality Disorders* 2:14–20.

(74) Livesley, W. J., K. L. Jang, and P. A. Vernon. 1998. Phenotypic and genetic structure of traits delineating personality disorder. *Archives of General Psychiatry* 55:941–48.

(75) Lynch, T. R., A. L. Chapman, M. Z. Rosenthal, J. K. Kuo, and M. M. Linehan. 2006. Mechanisms of change in dialectical behavior therapy: Theoretical and empirical observations. *Journal of Clinical Psychology* 62:459-80.

(76) MacLeod, A. K., and A. F. Tarbuck. 1994. Explaining why negative events will happen to oneself: Parasuicides are pessimistic because they can't see any reason not to be. *British Journal of Clinical Psychology* 33:317–26.

(77) Manfo, G. G., M. W. Otto, E. T. McArdle, J. J. Worthington III, J. F. Rosenbaum, and M. H. Pollack. 1996. Relationship of antecedent stressful life events to childhood and family history of anxiety and the course of panic disorder. *Journal of Affective Disorders* 41:135–39.

(78) Markovitz, P. J. 1995. Pharmacotherapy of impulsivity, aggression, and related disorders. In *Impulsivity and Aggression*, edited by E. Hollander and D. Stein. West Sussex, England: John Wiley.

(79) Markovitz, P. J., S. C. Calabrese, and H. Y. Meltzer. 1991. Fluoxetine in the treatment of borderline and schizotypal personality disorders. *American Journal of Psychiatry* 148:1064–67.

(80) Markovitz, P. J., and S. C. Wagner. 1995. Venlafaxine in the treatment of borderline personality disorder. *Psychopharmacological Bulletin* 31:773–77.

(81) Morey, L. C., J. G. Gunderson, B. D. Quigley, M. T. Shea, A. E. Skodol, T. H. McGlashan, R. L. Stout, et al. 2002. The representation of borderline, avoidant, obsessive-compulsive, and schizotypal personality disorders by the five-factor model. *Journal of Personality Disorders* 16:215–34.

(82) Muraven, M., D. M. Tice, and R. F. Baumeister. 1998. Self-control as a limited resource: Regulatory depletion patterns. *Journal of Personality and Social Psychology* 74:774–89.

(83) Norden, M. J. 1989. Fluoxetine in borderline personality disorder. *Progressive Neuro-Psychopharmacological Biological Psychiatry* 13:885–93.

(84) Paris, J. 2005. Recent advancements in the treatment of borderline personality disorder. *Canadian Journal of Psychiatry* 50:435–41.

(85) Parker, G., K. Roy, K. Wilhelm, P. Mitchell, M. P. Austin, and D. Hadzi-Pavlovic. 1999. An exploration of links between early parenting experiences and personality disorder type and disordered personality functioning. *Journal of Personality Disorders* 13:361–74.

(86) Rinne, T., W. van den Brink, L. Wouters, and R. van Dyck. 2002. SSRI treatment of borderline personality disorder: A randomized, placebo-controlled clinical trial for female patients with borderline personality disorder. *American Journal of Psychiatry* 159:2048–54.

(87) Robins, C. J., and A. L. Chapman. 2004. Dialectical behavior therapy: Current status, recent developments, and future directions. *Journal of Personality Disorders* 18:73–79.

(88) Rocca, P., L. Marchiaro, E. Cocuzza, and F. Bogetto. 2002. Treatment of borderline personality disorder with risperidone. *Journal of Clinical Psychiatry* 63:241–44.

(89) Safer, D. L., C. F. Telch, and W. S. Agras. 2001. Dialectical behavior therapy for bulimia nervosa. *American Journal of Psychiatry* 158:632–34.

(90) Salzman, C., A. N. Wolfson, A. Schatzberg, J. Looper, R. Henke, M. Albanese, J. Schwartz, and E. Miyawaki. 1995. Effect of fluoxetine on anger in symptomatic volunteers with borderline personality disorder. *Journal of Clinical Psychopharmacology* 15:23–29.

(91) Schalling, D. 1978. Psychopathy-related personality variables and the psychophysiology of socialization. In *Psychopathic Behavior: Approaches to Research*, edited by R. D. Hare and D. Schalling. New York: John Wiley.

(92) Schmahl, C. G., B. M. Elzinga, E. Vermetten, C. Sanislow, T. H. McGlashan, and J. D. Bremner. 2003. Neural correlates of memories of abandonment in women with and without borderline personality disorder. *Biological Psychiatry* 54:142–51.

(93) Schulz, S. C., K. L. Camlin, S. Berry, and L. Friedman. 1999. Risperidone for borderline personality disorder: A double-blind study. Paper presented at the annual meeting of the American College of Neuropsychopharmacology, Nashville, TN.

(94) Silk, K. R., S. Lee, E. M. Hill, and N. E. Lohr. 1995. Borderline personality disorder and severity of sexual abuse. *American Journal of Psychiatry* 152:1059–64.

(95) Silk, K. R., T. L. Wolf, and D. A. Ben-Ami. 2005. Environmental factors in the etiology of borderline personality disorder. In *Borderline Personality Disorder*, edited by M. Zanarini. Boca Raton, FL: Taylor & Francis.

(96) Skodol, A. E., J. G. Gunderson, B. Pfohl, T. A. Widiger, W. J. Livesley, and L. J. Siever. 2002. The borderline diagnosis I: Psychopathology, comorbidity, and personality structure. *Biological Psychiatry* 51:936.

(97) Skodol, A. E., J. G. Gunderson, M. T. Shea, T. H. McGlashan, L. C. Morey, C. A. Sanislow, D. S. Bender, et al. 2005. The Collaborative Longitudinal Personality Disorders Study (CLPS): Overview and implications. *Journal of Personality Disorders* 19:487–504.

(98) Stein, D. J., D. Simeon, M. Frenkel, M. N. Islam, and E. Hollander. 1995. An open trial of valproate in borderline personality disorder. *Journal of Clinical Psychiatry* 56:506–10.

(99) Stiglmayr, C. E., T. Grathwol, M. M. Linehan, G. Ihorst, J. Fahrenberg, and M. Bohus. 2005. Aversive tension in patients with borderline personality disorder: A computer-based controlled field study. *Acta Psychiatrica Scandinavica* 111:372–79.

(100) Stone, M. H. 1993. Long-term outcome in personality disorders. *British Journal of Psychiatry* 162:299–313.

(101) ———. 2005. Borderline personality disorder: History of the concept. In *Borderline Personality Disorder*, edited by M. Zanarini. Boca Raton, FL: Taylor & Francis.

(102) Strobel, A., M. Frank, F. M. Spinath, A. Angleitner, R. Riemann, and K. P. Lesch. 2003. Lack of association between polymorphisms of the dopamine D4 receptor gene and personality. *Neuropsychobiology* 47:52–56.

(103) Swann, W. B., J. G. Hixon, A. Stein-Seroussi, and D. T. Gilbert. 1990. The fleeting gleam of praise: Cognitive processes underlying behavioral reactions to self-relevant feedback. *Journal of Personality and Social Psychology* 59:17–26.

(104) Tebartz van Elst, L., B. Hesslinger, T. Thiel, E. Geiger, K. Haegele, L. Lemieux, K. Lieb, and M. Bohus. 2003. Frontolimbic brain abnormalities in patients with borderline personality disorder: A volumetric magnetic resonance imaging study. *Biological Psychiatry* 54:163–71.

(105) Telch, C. F., W. S. Agras, and M. M. Linehan. 2001. Dialectical behavior therapy for binge eating disorder. *Journal of Consulting and Clinical Psychology* 69:1061–65.

(106) Tice, D. M., E. Bratslavsky, and R. F. Baumeister. 2001. Emotional distress regulation takes precedence over impulse control: If you feel bad, do it! *Journal of Personality and Social Psychology* 80:53–67.

(107) Torgersen, S. 2005. Genetics of borderline personality disorder. In *Borderline Personality Disorder*, edited by M. Zanarini. Boca Raton, FL: Taylor & Francis.

(108) Torgersen, S., S. Lygren, P. A. Oien, S. Onstad, J. Edvardsen, K. Tambs, and E. Kringlen. 2000. A twin study of personality disorders. *Comprehensive Psychiatry* 41:416–25.

(109) Trull, T. J., K. J. Sher, C. Minks-Brown, J. Durbin, and R. Burr. 2000. Borderline personality disorder and substance use disorders: A review and integration. *Clinical Psychology Review* 20:235–53.

(110) van Heeringen, K., K. Audenaert, L. Van de Wiele, and A. Verstraete. 2000. Cortisol in violent suicidal behaviour: Association with personality and monoaminergic activity. *Journal of Affective Disorders* 60:181–89.

(111) Welch, S. S., and M. M. Linehan. 2002. High-risk situations associated with parasuicide and drug use in borderline personality disorder. *Journal of Personality Disorders* 16:561–69.

(112) Whittington, C., R. Kendall, P. Fonagy, D. Cottrell, A. Cotgrove, and E. Boddington. 2004. Selective serotonin reuptake inhibitors in childhood depression: Systematic review of published versus unpublished data. *Lancet* 363:1341–45.

(113) Widom, C. S. 1999. Post-traumatic stress disorder in abused and neglected children grown up. *American Journal of Psychiatry* 156:1223–29.

(114) Wilcox, J. A. 1995. Divalproex sodium as a treatment for borderline personality disorder. *Annals of Clinical Psychiatry* 7:33–37.

(115) Zanarini, M. C., and F. R. Frankenburg. 2001. Olanzapine treatment of female borderline personality disorder patients: A double-blind, placebo-controlled pilot study. *Journal of Clinical Psychiatry* 62:849–54.

(116) Zanarini, M. C., F. R. Frankenburg, J. Hennen, D. B. Reich, and K. R. Silk. 2004. Axis I comorbidity in patients with borderline personality disorder: Six-year follow-up and prediction of time to remission. *American Journal of Psychiatry* 161:2108–14.

(117) Zanarini, M. C., F. R. Frankenburg, J. Hennen, and K. R. Silk. 2003. The longitudinal course of borderline psychopathology: Six-year prospective follow-up of the phenomenology of borderline personality disorder. *American Journal of Psychiatry* 160:274–83.

(118) Zanarini, M. C., F. R. Frankenburg, A. A. Vujanovic, J. Hennen, D. B. Reich, and K. R. Silk. 2004. Axis II comorbidity of borderline personality disorder: Description of six-year course and prediction to time-to-remission. *Acta Psychiatrica Scandinavica* 110:416–20.

(119) Zanarini, M. C., J. G. Gunderson, M. F. Marino, E. O. Schwartz, and F. R. Frankenburg. 1988. DSM-III disorders in the families of borderline outpatients. *Journal of Personality Disorders* 2:292–302.

(120) Zanarini, M. C., A. A. Williams, R. E. Lewis, R. B. Reich, S. C. Vera, M. F. Marino, A. Levin, L. Yong, and F. R. Frankenburg. 1997. Reported pathological childhood experiences associated with the development of borderline personality disorder. *American Journal of Psychiatry* 154:1101–6.

(121) Zanarini, M. C., L. Yong, F. R. Frankenburg, J. Hennen, D. B. Reich, and M. F. Marino. 2002. Severity of reported childhood sexual abuse and its relationship to severity of borderline psychopathology and psychosocial impairment among borderline patients. *Journal of Nervous and Mental Disease* 190:381–87.

(122) Zlotnick, C. 1997. Posttraumatic stress disorder (PTSD), PTSD comorbidity, and childhood abuse among incarcerated women. *Journal of Nervous and Mental Disease* 185:761–63.

▨著者略歴……………………………………………………………

Alexander L. Chapman, Ph.D.（アレクサンダー・L・チャップマン博士）

公認の心理学者であるチャップマン博士は、サイモン・フレーザー大学心理学科の准教授として境界性パーソナリティ障害（BPD）、情動表出の制御、自傷や関連するテーマの研究をしています。アイダホ州立大学の臨床心理学博士課程を卒業し、デューク大学の医療センターで臨床の実務研修を終えたあと、ワシントン大学で2年間、マーシャ・リネハン氏とともに博士課程修了後の特別研究員を勤めあげました。リネハン氏のもとで、弁証法的行動療法（DBT）とBPDの臨床実験のトレーニングを受けました。

2007年、境界性パーソナリティ障害の理解を進める連合会（NEA-BPD）の若手研究者賞を受賞しました。

カナダとアメリカの両国で、定期的にDBTのワークショップを開き、DBTの治療について医師たちの相談に乗り、BPDの治療に関して学生たちを指導しています。また、BPDに苦しむ人を治療するため、バンクーバーの弁証法的行動療法センター（DBTCV）を設立しました。

●

Kim L. Gratz, Ph.D.（キム・L・グラッツ博士）

グラッツ博士は、2005年からメリーランド州立大学心理学科の研究准教授を勤め、依存症・人格・感情の研究センターではBPD部門の指導に従事しています。2003年、計画的な自傷をテーマとした研究で、ボストンのマサチューセッツ大学から臨床心理の博士号を取得しました。彼女は、BPDの治療面に重点を置き、博士号を取得する前の実務研修（トレーニング）をマクレーン病院およびハーバードメディカルスクールで終えました。

2005年、境界性パーソナリティ障害の理解を進める連合会（NEA-BPD）の若手研究者賞を受賞しました。

メリーランド州立大学の依存症・人格・感情の研究センターを介して、BPD治療を専門とする治療クリニックを開く準備をしています。

監訳者略歴

荒井 秀樹（あらい ひでき）

1990年、金沢大学医学部を卒業後、金沢大学医学部附属病院勤務。

1991～1993年、高岡市民病院精神科勤務。その後、金沢大学医学部附属病院を経て、富山市民病院精神科勤務（精神デイケア科部長）。

2004年、さくらまちハートケアクリニック開業。


訳書には、『境界性人格障害＝BPD』『愛した人がBPD（＝境界性パーソナリティ障害）だった場合のアドバイス』『BPD（＝境界性パーソナリティ障害）のABC』（星和書店）などがある。

訳者略歴

本多 篤（ほんだ あつし）

1977年生まれ。群馬県出身。

専門学校卒業後、社会人として活躍。2005年、渡英、1年間現地の語学学校にて英語の習得に励む。帰国後Murakami Harukiに触発され、翻訳家を目指す。

2008年より南向き翻訳事務所にて翻訳に携わる。

●

岩渕 愛（いわぶち まな）

1983年生まれ。群馬県出身。

2007年、国際基督教大学自然科学科卒業。南向き翻訳事務所に所属し、本書、ならびにその他の分野の翻訳に携わる。

現在、米国サンディエゴ州立大学化学研究科の大学院に在学中。

●

岩渕 デボラ（いわぶち でぼら）

米国カリフォルニア生まれ。

1978年、パシフィック大学を日本語専攻で卒業。その後、群馬県前橋市に在住し、翻訳家として活動を続けている。

2004年、南向き翻訳事務所を設立。


和英訳作品には、宮部みゆき著『クロスファイア』『魔術はささやく』、渡辺淳一著『花埋み』などがある。

境界性パーソナリティ障害サバイバル・ガイド

2009年12月6日　初版第1刷発行

著　アレクサンダー・L・チャップマン　キム・L・グラッツ

監訳　荒井秀樹

発行者　石澤雄司

発行所　株式会社 星和書店

東京都杉並区上高井戸1−2−5　〒168-0074
電話　03(3329)0031（営業）／03(3329)0033（編集）
FAX　03(5374)7186
http://www.seiwa-pb.co.jp

　Printed in Japan　ISBN978-4-7911-0727-8

境界性パーソナリティ障害
18歳のカルテ・現在進行形

〔著〕かおり　四六判　２６４頁　本体価格１７００円

リストカット、オーバードーズ、過食、薬物依存、精神科への入退院。本書は、境界性パーソナリティ障害を抱えた少女の葛藤の日々を、センスよく丹念に記録したものである。画家でもある著者の絵、繊細な詩、そして母親および主治医による文章によって、ＢＰＤの諸相が描き出されており、境界性パーソナリティ障害を抱える本人、家族、医療関係者、一般の読者に多くのエネルギーと感動を与えるだろう。

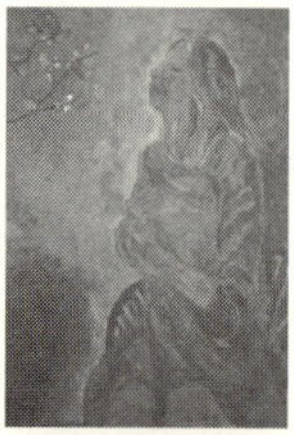

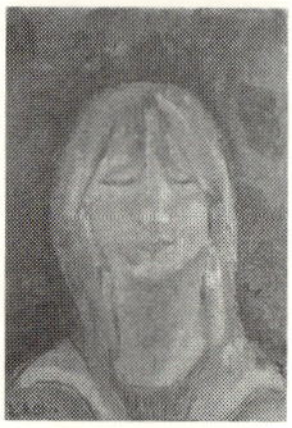

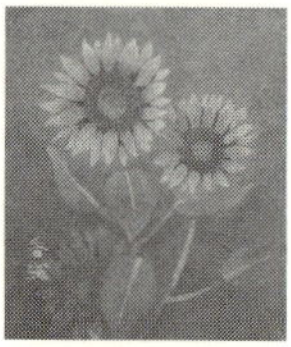

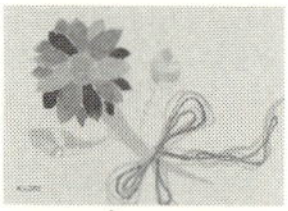

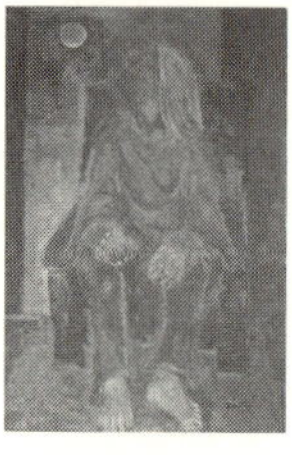

発行：星和書店　http://www.seiwa-pb.co.jp　価格は本体（税別）です

愛した人が BPD（=境界性パーソナリティ障害）だった場合のアドバイス

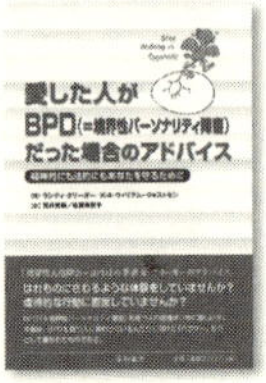

精神的にも法的にもあなたを守るために

はれものにさわるように生活している人達に、虐待的な行動に直面している人達に、BPD（境界性パーソナリティ障害）を持つ人にどう対応すればいいのか。本書は、実践的アドバイスをお届けする。

［著］ランディ・クリーガー、K・A・ウィリアム－ジャストセン
［訳］荒井秀樹、佐藤美奈子　A5判　264頁　本体価格 2,200円

BPD（=境界性パーソナリティ障害）をもつ子どもの親へのアドバイス

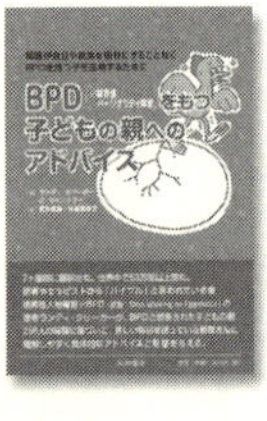

両親が自分や家族を犠牲にすることなく BPDを持つ子を援助するために

『境界性人格障害＝BPD』の著者ランディ・クリーガーが、BPDと診断された子どもの親250人の経験に基づいて、苦しい毎日を送っている親御さんに理解しやすく具体的なアドバイスと希望を与える。

［著］ランディ・クリーガー、K・ウィンクラー
［訳］荒井秀樹、佐藤美奈子　A5判　172頁　本体価格 1,900円

発行：星和書店　http://www.seiwa-pb.co.jp　価格は本体（税別）です